看護・介護のための

心をかよわせる技術

〜「出会い」から緩和ケアまで〜

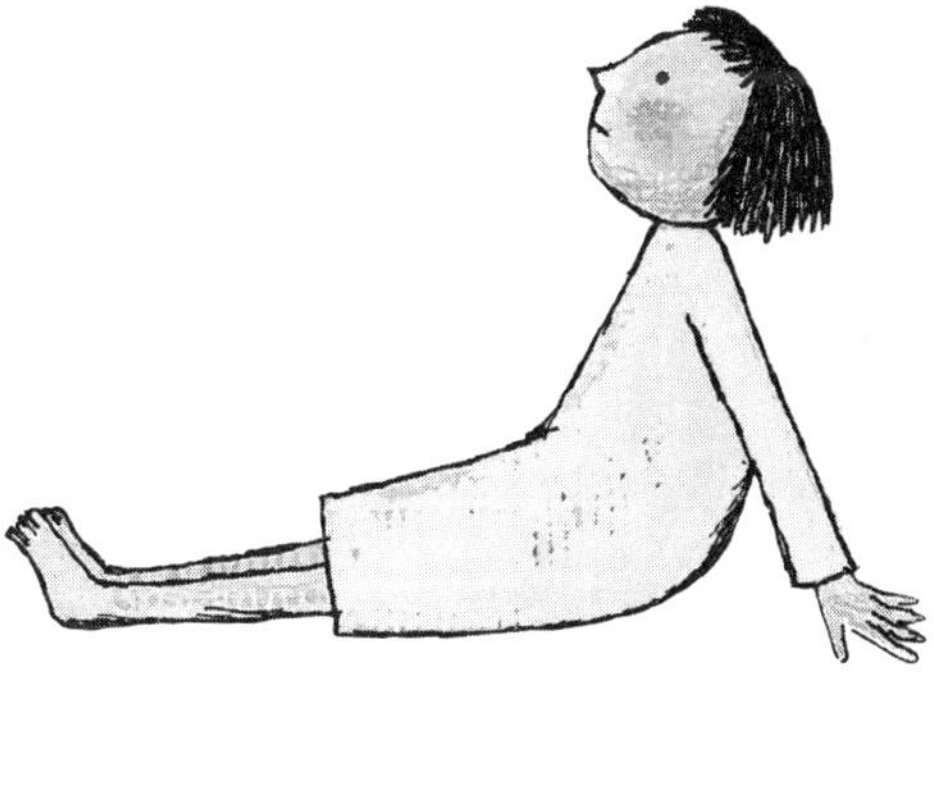

小林　司
桜井俊子　著

新曜社

まえがき

この本は小林司・桜井俊子著『患者の心を開く――看護とカウンセリング』（メヂカルフレンド社、二一五頁、一九八八）を大幅に加筆訂正した改訂版である。

これまで日本では、医療といえば、医師とナースが主だった。現在では、理学療法士、作業療法士、薬剤師、栄養士、医療ソーシャル・ワーカー、など多種のコメディカル・スタッフがかかわるようになっている。

また特に入院患者をささえるために、看護師のほかにケア・ワーカー（時に助手さんなどと呼ばれていることもある）が多く病棟に配置されている。ケア・ワーカーは看護師とともに患者をささえ、医療行為以外の患者の世話を中心に行い、看護師よりさらに密接に患者とかかわっていることもある。外来医療では、事務職の人も患者に接することが多い。介護保険のケア・マネージャーの関与も高齢者の場合には退院に向けて必要なときも多い。

現代人は総じてコミュニケーションの技術が未発達で、それが引き金になってうつ病などになるということも言われている。患者と医療者間のみならず、さまざまな場面でのコミュニケーションのスキル・アップが必要だと考えていた矢先に、たまたま手にした雑誌（『プレジデント』二〇〇七年一〇月一五日号）で現在大活躍中のアートディレクターの佐藤可士和さんが「今、世の中で起きている問題のほとんどがコミュニケーション障害だと言ってもおかしくない……」と語っておられ、わが意を得たりと思った。さらに彼はつづける。「相手が本当に望んでいることを聞いて、引き出して、それをカタチにしていくのが僕の仕事なんです」……「聞く作業には集中力を使うし、正直疲れます。でも表面的な言葉だけでなく、相手の無意識の部分まで踏み込んで、とにかくすべての情報を集めたい」とも。

彼は「国立新美術館」のロゴ、幼稚園、大学、病院などからタオルのデザインまで手がけていて、世の人に広く受け入れられている。彼はどこかで人の心の深層を捕らえるカウンセリングの技術を意識してか、あるいは無意識にか学びとったのだろう。

精神分析という手段で人間の心の深層に迫った精神科医フロイトが『夢判断』（一九〇〇年）を発表してから、人間の心が二重構造で、無意識があることが広く知られるようになった。現代の医学でも人間のこの無意識に働きかけることが重視されている。改版に際しては、「人間の無意識に働きかける」ということに重点をおいた。また原著の看護師教科書的表現の「患者を～させる」などは「～してもらう」などと改めた。

本書の前半は、病室で出会う実際の場面を想定した、患者とのコミュニケーションに即役立つ手引き書である。後半はカウンセリングの理論の紹介である。カウンセリングの本というと、ひとつの療法、たとえば来談者中心療法ならそれだけを紹介したものが主で、さまざまなカウンセリングの療法をまとめて紹介してあるものはまれであるから、本書はそれぞれの療法のエッセンスを知るうえで有用だと思う。また、医療者が絶対に避けてとおることのできない、終末医療、「死」、グリーフ・ワークにも言及した。関心のあるところから読みはじめていただきたい。

患者にかかわるすべての人たちに必須な知識をコンパクトにまとめたつもりである。それぞれ自分の職種に置き換えて読んでいただければ幸いである。

さらに本書でふれている専門分野の詳細は小林司編『カウンセリング大事典』（新曜社）で補われることをお勧めしたい。この『大事典』には、患者とかかわるうえで必要なすべての知識が、社会福祉から精神医学までの五五七項目にわたって幅広くとりあげわかりやすく解説してあり、最新の参考文献リストも備わっている。

本書の改訂版出版を快くお引き受けいただいた新曜社の塩浦暲社長、田中由美子さんに厚くお礼申し上げたい。上智大学保健センター勤務時代の同僚でもあった看護師の桜井俊子がおもに第1〜3章を担当した。妻東山あかねからは患者の家族の立場からの思いをあとがきに加えてもらった。さらに、助言と、校正の協力を得たことをも記して感謝したい。

二〇〇八年初夏

小林　司

＊目次

第2章　患者への問い方と答え方

第3章　患者の心理

第5章 死が迫っている患者への接し方

第6章 グリーフ・ワーク——悲しみへの援助

終章　心の「出会い」を求めて

装幀・イラスト■霜田りえこ

序章　患者との「出会い」

現代の医療者と患者――「あたたかい医療」は実現したか

日本に国民皆保険制度が導入されたのは、一九五九年のことである。これですべての人が医療の恩恵に浴することができるようなシステムが一応整ったことになった。ところが、医師の技術に対する健康保険の評価が低く設定されていて、医師は患者に対して、必要以上に多くの検査や治療を与えない限りは採算がとれないという状況に追い込まれている。そのために医師もナースもコメディカルのスタッフも過労に陥って、患者には不満を残すという悪循環が続いてきた。

一九八一年に世界医師会総会で採択された「リスボン宣言」（患者の権利宣言）では、患者の権利として医療を受けたり拒否したりする権利とか、尊厳死の権利がうち出された。作家の遠藤周作（一九二三〜一九九六）が「あたたかな医療」の運動を始めたのはその翌年、一九八二年四月のことである。当時の日本では、いったん病気になって入院すると、病人としてよりもむしろ検査される物体のように扱われ、手術などでも病巣を切除することには熱心でありながら、患者が心配していることなどは相手にもしてくれない傾向があったからである。遠藤周作は自らの数々の入院体験から「患者の心身の癒しを第一にした医療制度」を提案し、その運動は現在妻の順子に引きつがれている。

その後四半世紀を経ても、変わったことはほとんどない。「あたたかな医療」の運動の結果、ひとにぎりの医療機関ではそれが実施されているようだが、残念ながら、私自身、患者となってかかわった医療機関でそれを実体験することはなかった。

医師と患者のコミュニケーションというものは、個人対個人の関係であるから、患者Aの幸福は患者Bの幸福とは限らない。したがって、一〇〇人の患者には一〇〇通りの応対があるはずである。

アメリカの北西部にある人口三五万の都市で一〇〇〇家族を選び出して実施した、医療についてのアンケートの調査結果がある。そのうちの一七%は、ひどく医療を批判しており、五一%は、医師が喜んで往診をしてくれないということを不満に思っていた。四七%は、受診時間を約束して行っても一時間も二時間も待たされるという点に不満をもっている。

しかし、最も強い批判は、医師と患者との関係についてのものであった。たとえば、ある母親の場合は、小児科の医師が、その母親や彼女の子どもをいつまでたっても覚えてくれない、カルテを見ないと名前もわからない、という点であった。また、一人ひとりについて、きめの細かい治療をしないで、一種の流れ作業式に検査を行い、患者を物体のように扱っている態度を非難している。六四%の人は、現在の技術中心の医療を批判していて、人間的な温かみがないと訴えている。昔の家庭医がもっていたような温かさを求めているのであろう。

つまり、医療技術、検査とか薬の処方などに関しては、比較的満足しているのであるが、人間としての扱い方に対して不満をもっている。七一％の家族は、自分が受けた医療に関して、マイナスのイメージをもっている。それは医療の質ではなくて、医療を提供するしかたの問題であり、それを非人間的に行ったことに対する批判であった。『レジデントとスタッフ・フィジシャン』という雑誌が行った五〇〇家族に関する調査によっても、以上のようなことは確認されている。

入院すれば、プライバシーはないし、牢獄に放り込まれたような感じがするから、個人としてのアイデンティティや尊厳が失われてしまう、スタッフとコミュニケーションがほとんどとれない、という点が批判されている。

二つの病院に一一週間にわたって患者として入院したことのある医師も、同じようなことを批判している。個人として扱ってもらえない、いろいろな検査や手術や薬について、さっぱり説明してもらえない、指示が食い違っていることが多い、身の回りの世話が行き届かない、患者よりはスタッフの都合で食事が妙な時間に出される、などの点である。

食事時間などには改善がみられたが、私自身も長い入院生活の中でほぼ同様の印象をいだいた。

出会いとは何か——患者に「出会う」ということ

このように非人間化が進みつつある医療の場で、医療従事者と患者との出会いがある。そこでは、病気をもったロボットとしての患者にではなく、人間としての患者に出会っているはずであるが、治療に忙しいナースやケア・スタッフは、ともすればそのことを忘れがちになる。

ところで、その出会いとは何を指すのか。街角で隣の飼犬と出会ったときにも「出会い」という単語を使う。けれども、「あの人に出会ってから、私の人生が変わった」という場合の「出会い」は、ばったり出くわしたという意味ではない。

日本語はもちろんのこと、英独仏の辞書を調べてみても、「出会い」という単語の意味として、「ばったり隣家の奥さんと偶然に出会った」といった「出くわす」という意味しか記されていないことが多い。しかしながら、上述の例での「出会い」には、明らかに偶然に出くわしたというだけではなく、もっとその人の人生にかかわる、心を感動させる、心と心との触れ合いの意味が認められる。「出会い」という単語には「偶然に出くわす」という意味の他に、少なくとも次の三つの意味があると思う。

① 求めていた友人・恋人などと偶然知り合う。

② 人と人、人と物がともに生活することになった時の、持続的接触による精神的影響。

③ 心と心の触れ合い（による自己内面の変革）。

前の例に挙げた「出会い」は、心と心の通い合い（による自己内面の変革）、本音と本音の触れ合い、という精神的出会いを意味しているのだ。

真の生は「出会い」である——生きる価値ある人生とは

イスラエルの宗教学者マルティン・ブーバー（一八七八～一九六五）は、『我と汝』という本の中で「真の生は出会いである」と述べている。

私たちが死ぬ時になって、自分の一生を振り返ってみたとしよう。生涯を通じてずいぶん一生懸命に働いてきた。家へ帰っても、疲れ切っているので、食事をして眠るだけだった。家族と一緒に旅をしたこともなく、美しい景色も見ず、おいしい料理を食べたこともなかった。いい音楽に聴きほれた覚えもなければ、恋愛もなかった。要するに、自宅と職場の往復運動をしただけで人生は終わるのであり、ひたすらに会社で働き、小金を貯めた……。もし、こんな一生を送ったとしたら、その人は、本当に生きたといえるであろうか。

たとえば、恋人に会って、仲良く話をしている時、私たちは時間が経つのを忘れてしまう。そんなひとときを過ごしてから、一人で帰路につく時、「ああ今日はいい日だったなあ」と充実感を抱くのではなかろうか。

高山に登って、早朝の日の出を見た人は、あかね色の雲に黄金の日光がさし始めた時の筆舌に尽くしがたい美しさを忘れることができないだろう。「生きていてよかった」と思うのはこんな瞬間である。

見事な絵や心を揺さぶるような音楽に接した時にも同じような感激を味わう。恋人、山、絵、音楽など、ほんのいくつかを例として挙げたにすぎないが、私たちはそれらに「出会っている」時に、生きていてよかったと感じ、本当に自分の人生を生きているのだという実感をもつ。しかしながら、ただ惰性的に、感激もなしに生きている時間は、呼吸こそしているかもしれないが、実は死んでいるのと大差ない。酔生夢死《すいせいむし》とでもいうべき生活に他ならない。

だからこそ、ブーバーは「真に生きている時間は出会いのある時間なのだ」と記したのであろう。医療の場で患者と「出会い」、「あなた」と「わたし」の関係（詳しくは終章参照）をもって患者を「あなた」として看ていくのは、患者のためばかりでなく、医療にかかわる人たち自身の生きがいのためでもある。

「良い出会い」をもつには――心の琴線が切れていないか

同じ一冊の本を読んでも、ある人は何も気づかないで素通りしてしまうのに、別の人はその本との「出会い」を体験し、人柄が変わってしまうことさえある。この二人の差はなぜおこるのだろうか。それは、心の琴線《きんせん》がピンと張りつめていて、すこしの風が吹いても鳴り出すくらい感受性が高まっているかどうかによるのであろう。風が吹いても鳴るほどだから、本が触れれば、もちろん鳴り出す。この琴線が切れていると、いくら素晴らしい本や音楽が現れても共鳴しないのだ。

「出会い」は一方的に与えられたものではないところに特色がある。つまり、「出会い」は棚からボタ餅のように先方からころがりこんでくるのではなくて、むしろ自分のほうにも何者かを待ち受ける

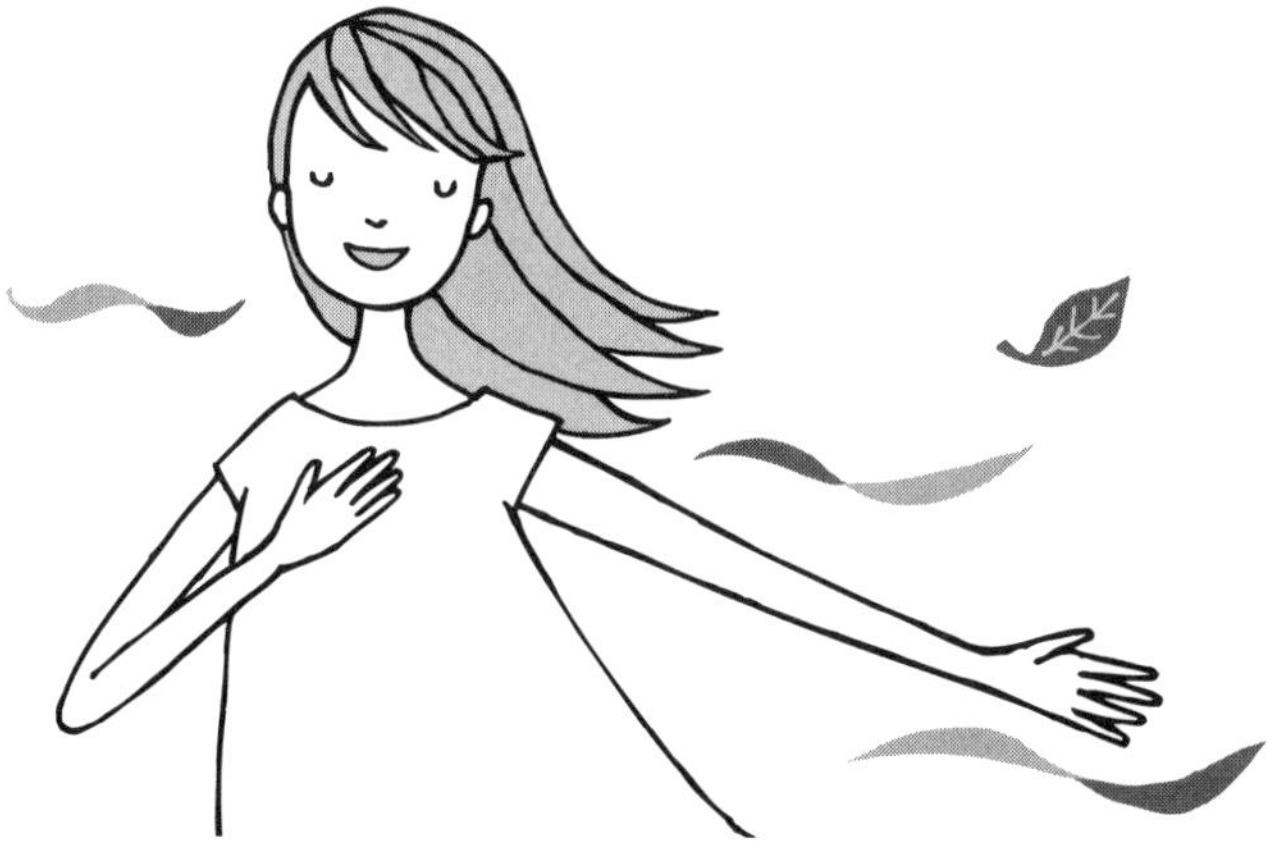

感受性のようなものが備わっていなければならず、この準備状態が完成していなければ、先方からどのような呼びかけがあろうとも、出会いの機会を取り逃がしてしまうことになる。
　先方からの呼びかけを鋭くキャッチして、人生をゆるがすような出会いを引きおこすものは、人間の理性ではなくて感性であるが、出会いに対する感受性は五感によるものではない。見る、聴く、かぐ、味わう、触る、といった感覚によって、「これはすばらしい本だ」と感動するわけではない。五感を総合した「共通感覚」（いわば第六感のようなもの）によって、私たちの魂が揺さぶられるのである。その例に本を挙げてもわかりにくいならば、異性をとってみれば理解しやすいかもしれない。どこかで初めてその異性に出会った時、触ってみた感触で私たちはその異性にほれこむわけではない。フランス語では「クードラフードル」（雷の一撃）と言うらしい

が、一目ぼれは決して「みめうるわしい」という視覚的判断によるのではなくて、一瞬の総合的判断によるものだ。視覚だけによるのならば、もっとみめうるわしい異性は無数にいるはずである。

この共通感覚を研ぎ澄ましておくにはどうすればよいのか。哲学者の中村雄二郎は、自然や美に、なるべく多く接しておくことだと言っている。山野を歩いたり、いい音楽を聴く、美しい絵を見る、などが有効だというのだ。感覚は常に磨いておかなければ鈍くなってしまう。おいしい料理を食べたことがない者には、いくら話してきかせても、美味はわからないであろう。風が吹いても、錆びついた風鈴は鳴らないのだ。

共通感覚を鋭くして、良い「出会い」をもち、充実した真の生を生きる時、初めてその人は「生きた」といえよう。ただ一度のつかのまの人生をむなしく過ごすのも、充実して楽しむのも、「出会い」にかかっていることを忘れてはならないと思う。

ナースなど医療従事者と患者との関係が、両者の出会いによって、「わたし」と「あなた」という関係になることは理想である。しかし、このような真の人間関係が常に成り立つとは限らないし、時には憎しみや怒りを誘発されることさえもある。

どんなに温かい心をもって患者と接したとしても、それが患者に伝わらなければ意味がない。そのためには、コミュニケーションの技術や、長い間かかってカウンセラーが開発した話の聴き方、指導の仕方など、ある程度コツのようなものが必要なのである。

以下の章で、そういったことについて具体的に述べていくことにしよう。

【「医師と患者」の関係の歴史】

古代ギリシャ時代の「医者と患者」

古代ギリシャにおいて、病人の看護がテクネ・イアトリケエ（治療の技術）として考え始められるまでは、医学は経験的で魔術的であった。五〇〇〇年前までは、病人の看護は、経験主義と魔術との混合物であったといえる。医師と患者、あるいは一九世紀に始まったナースと患者の関係の歴史を眺めると、古代ギリシャ、中世、一九世紀のブルジョワ社会と二〇世紀初頭、これらの三つの時期において大きな転換がおきていることがわかる。

医師やナースは、病人に技術的な援助を与えたいという感情をもっている。病人側は治してほしいという気持ちをもっているので、医師に相談をする。両者の動機は同じではないにもかかわらず、ギリシャ人はこれに同じ名前を与えて、両方を包括的にフィリア（友愛）と呼んだのであった。

プラトンは『リュウシス』の中で、「病人は病気の故に医者と友達になる」と述べている（一九世紀までは「医師と患者の関係」しかなかった）。

ヒポクラテスは『プラエケプタ』の中で、「フィラントロピア（人間愛）あるところ、フィロテクニア（治療技術愛）あり」と書いている。技術的な援助をするとか、あるいは信頼による治療以前の問題として、医師・患者関係、あるいはナース・患者関係は、友愛つまりフィリアであるし、またそうあらねばならなかった。

ヒポクラテスの教え

『ヒポクラテス全集』には、こう書いてある。

「医者は、面接に際して、厳粛で、しかも飾り気なしに鋭敏に対処し、回答は速やかになし、反論は確信をもって行い、機知がよくはたらき、愛想よく、すべての人に機嫌よく応対し、困難に直面しても沈着に行動し、その沈着さの中にも理性と忍耐を失わず、好機をとらえ、素早く行動し、適切な言葉で説明し、会話には上品さを保ち、これらのよき資質がもたらす世間の評判をかちとらなければならない。」

ヒポクラテスは「私は能力の限り患者に利益となる養生法をとる」と言っており、医師の一方的な考えで、たとえば、植物人間であるのに命を延ばそうなどとは考えていないようである。

当時は、治療者と患者の意思の疎通が現在よりも極度に少なかった。したがって、個人的な治療も極度に制限されており、患者は無差別に均一な基準に従って分類されていた。プラトンは「患者の信頼を得、個人に応じた治療を行う最良の方法は、言葉によっての説得である。いい医者は、患者がまず信頼感をもつまでは処方しない」と言っている。

ザモールキシスの弟子がソクラテスに対して、巧みに話すことの治療効果について語っている。患者に対する啓蒙と説得は非常に効果的であるということをプラトンもアリストテレスも知っていた。ヒポクラテス派の医師は、患者も一人の人間であり、したがって、フィシス（自然）に対して共通の環境を分かちもっている兄弟の一人であるという理由で、患者に対して友愛の情をもっていたのである。

フィリア（友愛）からアガペ（隣人愛）へ

ギリシャのフィリア（友愛）という考えは、その後、一九世紀に至るまで取り上げられることがなかった。紀元三九三年にキリスト教以外の異教を禁止する命令が出ると、ローマはギリシャの神殿を破壊するとともに、ギリシャ思想をなくすように努力したのである。それとともにギリシャの考えは、いつの間にかキリスト教の思想に取って代わられ、中世になるとキリスト教の考え方がヨーロッパを支配することになった。

それとともに、フィリアという考えもキリスト教の隣人愛（アガペ）に席を譲って、そのキリスト教的な愛が中世から現代に至るまでの医師と患者のコミュニケーションの原理になった。

フィリアというのは、医師と患者との間に自然発生的に生まれる感情であるが、キリスト教の愛というのは普遍的な隣人愛であって、医師から患者に与える、かなり一方的な慈悲とか救済という色彩を含んでいる。したがって、キリスト教では医療というのは神の愛を患者に与える仲立ちを医師が行うのだという考えである。しかし、この考え方は一八世紀に入ると次第に変わってきて、デモクラシーや平等などの思想が出てくるとともに、博愛とか人間愛という概念に変わってくる。

医師と患者との関係は職業的なものであって社交関係ではない。この職業的関係が社交関係に、もしも変質するならば、医師は患者を助けることができなくなる。なぜならば、医師は意識的ないしは無意識的に、自己の利益をこの関係から求めようとするからであろう。

ナースの出現

一九世紀に入ると、プロレタリア階級の意識が向上して、富める者もそうでない者も同じような医療を受ける権利があるという人権意識が強まり、これが社会福祉の考えにつながってきた。それとともに医学も非宗教化の道をたどる。この時期にナースが出現して、「ナースと患者の関係」が始まったのである。

ところが、一九世紀の産業革命に始まる科学の進歩は、次第に医療技術を革新して、その技術の進歩とともに医師と患者の関係が少しずつ無視されるようになり、今では病人を病気の一つとしかみなさない傾向が一般的になった。診断も治療も予防もすべて薬剤と機械による処理であって、医療は非人間化される傾向にある。

第1章 患者に接する時の態度

患者に接する時の基本的態度（かかわり行動）――「一人の人間として」患者を見る

医療従事者と患者との人間関係は、医療を提供する側が患者より強い立場に立っていることが多い。そのため「患者を一人の平等な人間として扱おう」と思っていても、実際には、提供する側とされる側とで、上下関係になってしまうのが実状である。こんな現実の中では、ともすれば「一人の人間」としてではなしに、「患者・病人」として、既成の概念でその人を扱ってしまいがちである。目の前にいる患者を、一人の人間として見ることができるようになるためには、「相手が自分と同じ人間である」ことを忘れてはならない。

対象者である患者に対して、「人間観」を抱いて臨むことが大切である。その「人間観」とは、「人は常に変化している、あるいは常に成長している一人の存在である」という考え方である。変化する内容とは、人の考え方、感じ方、ものの見方、意志のような人の内的世界である。

人の心情は刻々変化している。たとえば、いつも腹を立てて怒っている人がいる。この人の怒っている内容や対象は常に一定とは限らない。悩んで落胆している人でも、次に会った時はけろりとしていたりする。人の心情は、今、この時をとらえることが大切である。

また、「あの患者は何か月も入院したので、あの人のことならよく知っている」と言うナースやスタッフは多い。しかし、よく知っているのは性格や外面に現れていることだけで、おそらく、内面の心情について理解しているのではない。今、この時、相手の人が何を考え、どう思っているかは、その人に聞いてみて、その人が話してくれない限りわからない。人は、今この時の心情を聞いてもらって初めて、「自分をわかってもらえた」と感じる。これが信頼関係の基本である。

患者の人格を尊重する——「大切にする」とはどういうことか

患者一人ひとりを大切にすることが重要である。「大切にする」とは、その人の人格を尊重することにほかならない。言葉を換えれば、その人の体験している世界をそのまま認めることである。

後述する「傾聴の技法」を使って、患者が発する言葉に耳を傾けて聞きとることである。患者の言葉が聞いている医療従事者の心に残るかどうかは、聞く側が相手を大切に思っているかどうかにかかっている。

その返答のうちに、患者を尊重していることが感じられれば、患者は「自分が一人の人間として尊重されている」と感じることであろう。

人格の尊重――あるがままを見る心――について、上智大学カウンセリング研究所所長だった故小林純一教授は次のように述べている。

「人は、だれでも、『自分のあるがまま』をそのまま認めてもらいたいと思っている。しかも、それは『今の自分』をそのまま大切にしてほしいということである。過ぎ去った自分のことではなく、現在の自分がどんな自分であるかを『あるがまま』にそのまま見てほしいという望みである。」

（小林純一『創造的に生きる』三二二〜三二三頁）

患者を一人の人間として、その人の人格を尊重し、その人の心の中をそのままに見るための大切な心掛けについて考えてみたい。それは、態度とか技術ではなく、人と接する時の中核となる心掛けである。

共感（感情移入的理解）と受容――患者の心の痛みに寄り添う

病気をかかえている患者の心情とは、病気による苦痛、予後の不安、家族や経済的な心配など様々な心の痛みにほかならない。どんな患者でも何らかのこれらの感情をかかえている。

では、なぜ患者の心情に共感し、その気持ちを受容していかなければならないのだろうか。言い換えれば、患者の苦しみに共感し、その苦しんでいる人を受容することは、患者に何をもたらすことになるのか。

一言でいうならば、受容は患者に病気の中で、自分自身の存在価値を見出す手助けをする。病気であるがために受ける日常生活上の数々の制限にも意義を見つけ、十分に生きることができるようになる。

それが、よくなりたいと思う患者自身の気持ちを引き出すことになる。闘病意欲というと少し戦闘的に聞こえるが、むしろ病気と仲良く付き合って生きていこうとする意欲を引き出すことになる。

患者を理解すること——知ることは愛すること

患者を「病める者」と見ないで、まずなによりも一人の人間として見て、この患者が示している症状の意味を考えるとともに、患者の心の内なる世界ではどのような心的体験がおこなわれているか、患者が置かれている心の内なる世界での状態を考え、患者が感じたり行ったりする、すべての行動を理解して、人間的な本質的なものに迫ろうとする。なぜそのような経験をしているのかということよりも、患者がなにを経験しているかを知ることのほうが重要である。要するに、人間的な接触の第一歩は、相手を理解することから始まるのである。

もしも、他の人を深く理解したいと思うならば、その人を愛することができるほどの準備状態を考えておかなければならない。

同時に医療従事者は、まず自分自身を愛することを知ってほしい。それができなくて、どうして他人を愛することができるだろうか。「私も助けてほしい」と他人に向かって心を開けば、相手も心を開くであろう。与え合い、助け合うことが大切である。

他の人間の存在を知るということは一種の結合を意味し、他の人との対話による参加を含んでいるのだ、とアメリカの心理学者ロロ＝メイ（一九〇九～一九九四）は述べている。スイスの精神科医ビンスワンガー（一八八一～一九六六）はこの「わたし」と「あなた」のあり方を「二元様態」（dual mode）と名づけている。

ユーモアと笑い――生きようとする意志を引き出す力

アメリカの心理学者ゴードン・オルポート（一八九七～一九六七）は、成熟した人格の特徴の一つにユーモアを挙げている。患者と接する時の態度の一つとしてユーモアを忘れないでほしい。

病気という重い苦痛をもって、病院という閉ざされた環境で生活している患者は、医療従事者の一挙一動に大きな影響を受け、その言葉を敏感に受け止めている。この時、ユーモアから出た笑いは患者の気分を明るくする。

レイモンド・A・ムーディというアメリカの医師は、ユーモアと笑いを治療法として使い、それを「ユーモア療法」と呼んでいる。その基本になっている考えは次のようなものだ（ムーディ著、斎藤茂太訳・監修『「笑い」の考察』より）。

① ユーモアは自分の問題に対してコミカルな見方を可能にする。

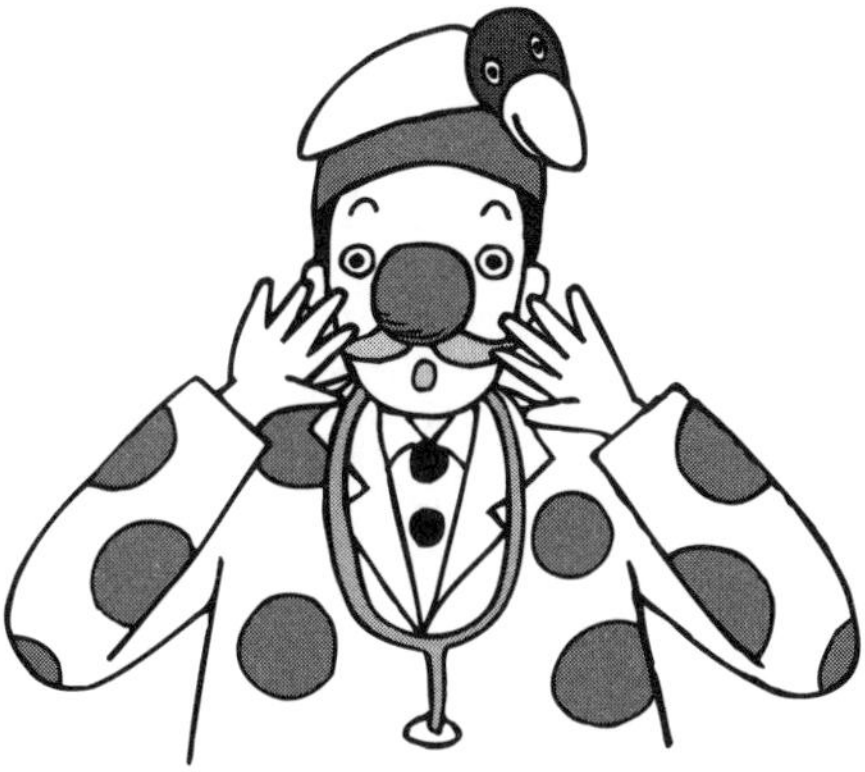

② 笑いは痛みを軽くする麻酔作用をもっている。
③ 笑いが医療者と患者とのコミュニケーションを確立する、もしくは回復する。
④ 笑いは生きようとする意志を統合し、かつその表現である。患者の生きようとする意志を動員することが、医療者のなしうる最も重要なことである。

映画にもなったユーモア療法を実践している医師がいる。パッチ・アダムスである。彼は無料診療所での活動の中で患者の診療を続けながら、ユーモアが患者に及ぼすよい効果を見出した。患者がゆううつになったり、ふさぎ込んだりしないようにユーモアをうまく利用して、患者を元気づける活動を今も続けている。詳しくは『パッチ・アダムスと夢の病院――患者のための真実の医療を探し求めて』（主婦の友社）に紹介されている。

日本のホスピス医療の先駆者として知られる柏木哲夫医師は、その経験から患者とのコミュニケーションにおいて、ユーモアがいかに大切であるかを述べている。

「ある食道がんの末期の女性患者を回診している時に、何とか少しでも食べてもらいたいと思い、『ひょっとしたらトロくらいだったら、トロトロって入るかもしれませんね（笑い）』と言うと、『私も一日中トロトロ寝ていないでトロくらい挑戦しようかな』と答えられ、会話を聞いていたご主人が『私もトロい亭主ですけれど、トロくらいだったら買いにいけます』とおっしゃり、早速買ってこられて三切れ食べることができた。」

（柏木哲夫『癒しのユーモア――いのちの輝きを支えるケア』一八九頁）

死の床での会話はしめりがちである。冗談を言うことが不謹慎に感じられることもあるが、看取る者が持っている明るさやユーモアのセンスが、患者とのコミュニケーションを助ける場合も多い。死生学《しせいがく》の第一人者であるアルフォンス・デーケン上智大学名誉教授はユーモアについて次のように述べている。

「ドイツには『ユーモアとは、にもかかわらず笑うことである』という有名な定義がある。これは、今自分は非常につらく苦しい状態にある。だが、それにもかかわらず、相手に少しでも喜んでもらおうと、ほほえみかける優しい心づかい――これが、愛と思いやりに満ちたユーモアの原点だという意味である。悩みや苦しみのさなかにあってもそれに溺《おぼ》れず、相手のためにやさしさを発揮するのが真のユーモア精神ではなかろうか。」

（A・デーケン『ユーモアは老いと死の妙薬――死生学のすすめ』三五〜三六頁）

ユーモアのセンスはこうした先人の書物からも学ぶことができる。

ゆとりとユーモア――「どっこい・しょ」

自分自身を知り、自己の欠点を知る人が、患者の前で看護の限界を謙虚にユーモラスに表現する時、患者はやすらぎ、共感、思いやりの深さを感じることができる。

相手への思いやりの気持ちがなければ、ユーモアのある言葉は出てこない。張りつめた緊張感を笑いでときほぐすことができれば、患者はリラックスし、医療従事者との関係も肩のこらないものになる。また、患者との会話を終わらせたい時にも、ユーモアのある表現を使えば、また後日の会話もスムーズにいく。

ユーモアは人々の心を温かくし、誰かを笑うことはあっても、その人をも笑いの輪の中に入れて、全体をなごやかな雰囲気にしてしまう力をもっている。

また、ユーモアは心のゆとりがある時にしか生まれてこない。ユーモアがゆとりを生み、ゆとりがユーモアを生むのである。相手を尊重する心、相手の言葉を傾聴する態度、相手への思いやりなどへの近道は、ユーモアの気持ちではなかろうか。

風刺、皮肉、嘲笑などでは、その場だけは笑えるかもしれないが、特に気持ちが敏感な患者が対象であるから、笑ったあとで、その人の心が深く傷つく恐れが濃い。くれぐれも思いやりの心をもって、ユーモアのセンスを磨きたいものである。

たとえば、高齢者や足の不自由な患者には車椅子移動は欠かせないものである。日課のリハビリの時刻になると車椅子に移動して、リハビリ室まで移動する。

その日は、新卒のナースが担当だった。移動に時間がかかる患者をゆっくりサポートしながら、「どっこい・しょ」とナースが患者と一緒に掛け声をかけてしまった。

「あんたまで、どっこいしょ！　かねえ。若いのに」と言いながら、二人で笑い出してしまった。

「車椅子に移るのに時間がかかって、悪いね。でも、せかさず、ゆっくり一緒になって、掛け声をかけてくれてうれしかったよ」と患者が言った。

ナースは、気づかないうちに患者をせかせてしまっていたことに気づいて、それからは、患者の移動速度に寄り添いながら、一緒に「どっこい・しょ」と掛け声をかけて車椅子移動を介助するようになったという。

患者の思いを受け止めるための接し方——姿勢・視線から話の聴き方まで

患者に接するときに、患者が思っていること、考えていることを表現しやすくするにはどうしたらいいだろうか。患者が何を話し出そうとしているのかを一心に聴き取ろうとして、緊張したり、こわばった姿勢をとって、患者をじっと見つめてしまう、といった態度をとりがちになるが、これでは逆効果である。

〈姿勢〉

固くならないで、自然な無理のない姿勢をとるように心がける。不安があると固くなる。患者に注意を注ぎやすく、患者と話を交わしやすい姿勢が望ましいのである。患者のほうに少し前屈みになることが普通である。患者がベッドに寝ているときにはしゃがむほうがよい。腰掛けるのか、あるいは立ったままでいるのかは、時と場合によって違ってくる。

〈ボディ・ランゲージ〉

体の動き（貧乏ゆすりなど）や、手振りなどのジェスチャーは暗黙の意思表示になる。私たちは知らず知らずの間に体でサインを送っていることがあって、これをボディ・ランゲージといい、言葉よりも多くのメッセージを相手に送る場合がある。もしもうなずくならば、患者は自分が承認されたのだと解釈し、「私は聞いています」とか、あるいは「続けてください」と、言っていると感じとる。

胸の前で腕組みをするのは、「あなたには近寄りたくない」「あなたにかかわりたくない」という暗黙の拒否的な気持ちの現れである。歩きかけのような片足立ちで立ち話をするのは、「私は今、急いでいるのです」「あなたの話にウンザリしているのです」という合図となる。患者としては、こういう仕草からは温かさや、尊敬、配慮を感じとれないであろう。

〈目を見る（アイ・コンタクト）〉

話をする時には、患者の目を自然に見つめることが大切である。相手の目を見るのは、患者個人に関心があるということと、患者が何を言おうとしているかに注意を払っていることの証明になるし、患者の自尊心を満足させることにもつながる。目を見るということは、何も相手をジッと見つめるということを意味するのではない。患者を理解できたと思える時には、ほほえみながらしばし相手の目を見てうなずくと、共感の気持ちを表すことができる。

人の目は自然に動くし、瞬《まばた》きをするのが当然である。目も動かさず、瞬きもせずにジッと見つめれば不自然になる。そんなことをすれば、患者は不愉快になって、話もしなくなってしまう。また、不安があると、目を合わせることはできず、目をそらして、キョロキョロしてしまう。その患者を見ないで、窓の外を見たり、部屋にかかっている絵を見たりするという結果になってしまう。

〈よく話を聴く〉

相手を理解しようとするならば、まずその人の話をよく聴くことである。「聴く」とはどういうことなのか、そして、どうすれば「よく聴く」ことができるようになれるのか。

「聴く」とは、相手の話に耳を傾けるだけでは十分ではない。本当に聴こうとするならば、相手の話の内容を、その人が感じている気持ちと一緒に知ろうとしなければならない。つまり「聴く」とは、話している人と同じくらいか、またはそれ以上に自分自身の神経を研ぎ澄まして、相手の心を聴きとるという積極的態度のことである。その結果として、相手の言うことがわかるようになる。相手が話さない内容をも聴きとることも必要である。

この「聴く」態度こそが、最も大切なことである。患者の自覚症状を知るためにも、また手術を控えた患者の不安な気持ちを和らげるためにも、日々のサービスを行ううえで、患者との会話には欠くことのできないものである。

しかし、日々の患者との会話の時に、相手の話を漠然と「聞く」のではなしに、本当によく「聴い」ているであろうか。他のことを考えていては、真に相手の話を「聴く」ことはできない。相手のことを積極的に知ろうと思った時に、初めて「聴こう」とする姿勢がとれる。

「聴くこと」は、他者への純粋な関心と、他者を尊重する気持ちとの表れである。つまり、今、自分の目の前にいる人にだけ注意を集中している時が、その人の話に耳を傾けている時なのである。

たとえば、早朝の検温時、患者との短い会話の際にも、次の人のことを考えたり、次の仕事のことを思ってはいけない。今、この人の言葉をよく聴くことによりこの人の症状や気分を理解しなければ、この患者のことを、他のスタッフに正しく報告することはできない。

患者よりも医学的知識が豊富で経験も多いことがほとんどなので、患者への態度はどうしても「導く」ほうに傾きがちである。そのため、患者の話を最後まで聴かなかったり、話の途中で口をはさんで、会話の主導権を奪ってしまったりすることも少なくない。純粋な関心を抱いて、意識的に聴く姿勢を常にとりたい。

そして、心をこめて「純粋に聴く姿勢」をとることができる気持ちの底には、「他者を尊重する気持ち」、「相手のことを知ろうとする気持ち」がなければならない。

傾聴法の実際――もし自分が患者だったら

積極的に「聴く」という行為を「傾聴法」と呼ぶことにする。以下、「聴く」ことの方法を考えてみたい。

1．視線の合わせ方について配慮する

患者と話をする時の視線について、考えながら話したことがあるだろうか。たとえば、訴えの多い患者の話を聞かなければならない時に、患者の目と自分の視線が合わないように、わざと患者の目を避けて他を見ていたことがないだろうか。

患者との位置関係の主なものは次の二つであろう。病院外来では互いに立ったまま話す場合が多い。

また入院患者の場合には、ベッドに寝ている患者を上から見下ろすことになる。

このような位置関係は、いわゆるカウンセリング場面での相談者とカウンセラーが互いに椅子に腰かけて向き合っているのと根本的に違う。

ベッドに寝ている患者と医療従事者の位置関係が、上から見下ろすような状態のときには、見下げるようにならないために、頭のすぐ横からお腹あたりの後方にさがるなど、ベッドサイドに立つ位置を工夫する。患者に話しかけようと思ったら、その人をじっと見つめるべきである。特に同室に他の患者がいる場合にはそれが必要である。その人に視線を合わせて話をすることは、「今、私はあなたの話を聴こうとしていますよ」という意思表示となる。

2. 自分自身の非言語的態度に気を配る

コミュニケーションの多くは非言語的なものである。特に日本人の場合は、言葉で自分の気持ちや感情を相手に伝えるよりは、「人の振り」を見て、つまり、姿や行動を見て、その人を判断してしまうことが多い。「目は口ほどにものを言い」とか「顔で笑って心で泣いて」などという表現もある。クライエントが訴える心理的問題に複数の技法や理論を柔軟に適用していこうという「マイクロカウンセリング」の創始者であるアレン・E・アイビイは『マイクロカウンセリング』(川島書店)の中でこう述べている。

「傾聴しているということを身体言語で相手にどう伝えるべきだろうか(……)すこし考えてみ

よう。あなたがもっとも自然な傾聴する表情や姿勢を見出して、それについて他の人がどんな印象をもつかについて話し合ってみる。私たちの文化（アメリカ東部）のなかで、もっとも基本的で相手に関心を示す傾聴動作は、楽な姿勢をとりながら、わずかに上体を前に傾けることである。しかし、あなたは自分自身のスタイルを見出すべきである。〝自分自身である〟というのがもっとも重要なことなのである。」

日本の文化的特徴をとらえて、傾聴するときの動作について、自分が患者だったらどうしてほしいかを考えてみてはどうだろうか。日本国内でも地域によって、とらえ方が違うかもしれない。しかし、結論としては、アイビイが言うように「自分自身の話し方のスタイル」を考えることである。

基本は、ごく自然なリラックスした動作を示すことと、よく聴いていることが相手に伝わるような態度をとることである。

3．自分の経験を書き出してみる

患者の話を聴いている時に、自分はどういう態度、どのような言葉で返答をしているか、をときどき考え直してみるといい。患者が「自分の話を聴いてもらった」ことを確認できるような仕方で聴くことが重要なのである。

誰でもが「話を聴いてもらえなかった」あるいは、「よく話を聴いてもらえた」と感じた体験をもっている。自分が病気になって、病床にあったとき、あるいは、自分の病人体験以外でも、たとえば職場で自分の発言が認められなかったことでもいい。とにかく「話を聴いてもらえなかった」と感じた時の相手の態度と、その時の自分自身の気持ちを書き出してみる。

さらに、「話を聴いてもらえた」と感じた時のことも同じようにしてみよう。これは、自分の態度や言葉を改める時に役立つ。

4．患者が話している内容に注意を払い、患者の動作や表情をも見逃さない

相手の言葉と言葉以外の表現（身体言語《ボディ・ランゲージ》）から、話の中に潜んでいる本当の気持ちを汲み取ろうと努力することが大切である。こちらから何を言うべきかについて思いめぐらす必要はない。相手が話していることに気持ちを集中するようにする。もし聞き損なって、なんと返事をしてよいかわからなくなった時は、少し間をおいて質問してみるか、直前の話題の中で、興味を引く内容について、感想を述べてみる。そうすると自分の話をよく聴いてくれていると実感する。

ラポール――受容と尊敬から生まれる信頼関係

心理療法や相談の場では、良好な相互的疎通性を「ラポール」という。疎通性というのは、言語を介しての意思の疎通の他に、感情移入的共鳴、相互理解が成立していることをいう。

人々が互いに信頼し、信用し、敬意を払い合う時に生まれてくる高まった非暗示性と感情の転移から、ラポールは生まれる。転移の結果としておこってくる総合反応が「ラポール」なのである。つまり、友情的な温かさと患者に対する受容とか尊敬があれば、ラポールが生まれる。患者を一人の人格

として受容すれば、患者が自己防衛的になろうとする気持ちは消え、以前には表現することができなかった感情を表出しようという気持ちにさせる。そして、受容は、表出されたことに判断を下さないという態度の中に自然に表れてくる。

気休め――百害あって一利なし?

自分がガンではないかと心配している患者に向かって「大丈夫ですよ、何ともありませんよ」とか「治療はうまくいっていますから心配無用です」というような気休めを言うことが多いが、これはかえって有害な場合が多い。

このような応答は患者の感情を否定するので、患者はさらに詳しく自分の感情を訴えようという気をなくしてしまう。気休めを言うのは、説明をする気を患者になくさせるだけで、患者の不安はそのことによっては消えない。患者は表面的な気休めを非常に鋭く感じ取るのである。

患者は、自分の訴えを非常によく聞いて、自分を人間として評価して、自分を受け容れてくれるような人が心から話してくれた場合に、本当に安心して、それを真実だと思って受け容れるのである。「こんなに咳がひどくては、これで終わりだと思う」と患者が言った場合に、「そんな、終わりだなんて、大丈夫ですよ、心配はいりません、すぐ治りますよ」と言わないで、「咳がひどいので、あなたはもう死んでしまうのではないかと心配しているのですね」というように答えるほうがいい。

すると患者は、「今まではこんなに咳が出たことは全くなかった。食欲もあるし、体重も減っていないし、急にこんな咳が出るなんておかしいですね。ガンならばもう少し早くからいろいろ症状が出てもいいはずですものね」と自分の考えを述べて、そのことから自分がガンだと思っていたのは、実は思い過ごしではないかということに自ら気づくのである。

気休めを言うような場合は、患者を慰めるというよりはむしろ、患者と病名にかかわるような問題について話をするのが不安で、自分自身を守るためのことが多い。事実ではないのに気休めで言ったということがわかってしまうと、その人の言っていることは全部嘘だと患者に思われるようになるので、患者との対応が非常にむずかしくなる。

自己理解を高める方法——相手を理解しようとする前に

相手を理解するためには、その前に、まず自分のことを知ることが大事である。自分自身を知るということは、自分の中の良いところと悪いところを知って、悪いところを直すように努力することばかりではない。それよりも、自分の中にある良いところや伸ばしたいところに気づいて、それを大切にすることである。人と接する時の対応場面や、その時の自分の気持ちを自分の心の鏡に正確に映し出すことさえできれば、自分をもっと伸ばすこともたやすくできるだろう。

自分の中にある良いところを見つけて伸ばすことで、相手の良いところを伸ばす手助けをしたり、力を貸したりすることができるようになる。

自分自身の心理状態を知る方法と、弱いところを修正し、良いところを伸ばす方法として、交流分析と自律訓練法を紹介するので、この中から自分が利用できそうなものをみつけて試していただきたい。

〈交流分析（transactional analysis）〉（TAと略す）

アメリカの精神分析医エリック・バーン（一九一〇〜一九七〇）によって開発された。精神分析と同じく、自分を含めた人間の心の状態や言動を理解するための一つの手段。

フロイト（一八五六〜一九三九）が創始した精神分析は、その理論が難解で、なじみにくいし、治療に応用しようとしても、経済的にも時間的にも余裕のある人にしか使えないといわれていた。

そこでバーンは、一九五七年にフロイトの「イド」「自我」「超自我」という概念を、子どもの心（child）、大人の心（adult）、親の心（parent）に置き換えて、精神分析理論を簡略化し、人間の心理と言動を分析して、心の状態を理解する手がかりにした。

交流分析の三つの目的

① 自分への気づきを深めることにより、心身の自己コントロールを可能にすること。
② 自律性を高めることにより、自分の考え方、感じ方、行動に責任をもつまでに成長すること。
③ こじれる人間関係に陥らず、互いに親密な心の触れ合いを経験できるようになること。

交流分析の基本理論

1．四つの分析

① 三つの自我状態の分析

② やりとりの分析

③ ゲームの分析

④ 人生脚本の分析

2．二つの基本前提

① ストローク（存在や価値を認めるなんらかの言動や働きかけのこと）

② 時間の構造化（一日の時間の構成をストロークの程度で分析すること）

三つの自我状態

バーンは、自我状態を「思考・感情、ならびにそれらに関係した一連の行動様式を統合した、一つのシステム」と定義している。人間は誰でも心の中に三つの自我状態をもっている。

図1-1に示したのが、三つの自我状態であり、どれが良いというのではなく、その場に適した自我状態で対応できれば、健全な自我状態とされている

・ストローク

交流分析の中心的な考え方のひとつ。相手をほめることや、抱擁、握手は肯定的ストローク、相手をけなすことや殴る、蹴るなどは否定的ストロークという。

・エゴグラム

自我状態は、エゴグラムを用いて分析することができる。「エゴグラム・チェックリスト」という質問紙（図1-2）に回答し、その得点を基に折線グラフで図化したものがエゴグラム（図1-3）である。この図のパターンを使ってその人の自我状態が状況に応じて適切に反応しているかどうかをみる。

望ましい自我状態の在り方とは、「『大人の自我状態』を人格のコントロールにあて、他人に迷惑をかけない範囲で、できるだけ自由に『親や子どもの自我状態』が出せる状態」であるとされている。

やりとり分析

人間関係、コミュニケーションを人と人との言葉のやりとりとしてとらえる。P（親の心）A（大人の心）C（子どもの心）を使って自分と相手がどのようなやりとりをしているかを分析することで、気分の良い人間関係を築くことに役立つ（図1-4）。

相手とのやりとりが交差したり、図1-4③のように隠されたメッセージによって気まずくなった時には、相手の言葉に対して相補的に受けて、A―Aにつなぎ直すように努力する。「でも、足が痛ければ、車椅子を持ってきますよ」「歩けないんですよ、すみません」というように。看護や介護の現場では批判のPと順応のCが出やすいので、Aを強めるように訓練、努力しなければならない。AとAのやりとりでない場合は、相手の人が自由なCになり、自分の気持ちをありのままに表現できるようになれる、優しい保護的なPで接するとよい。

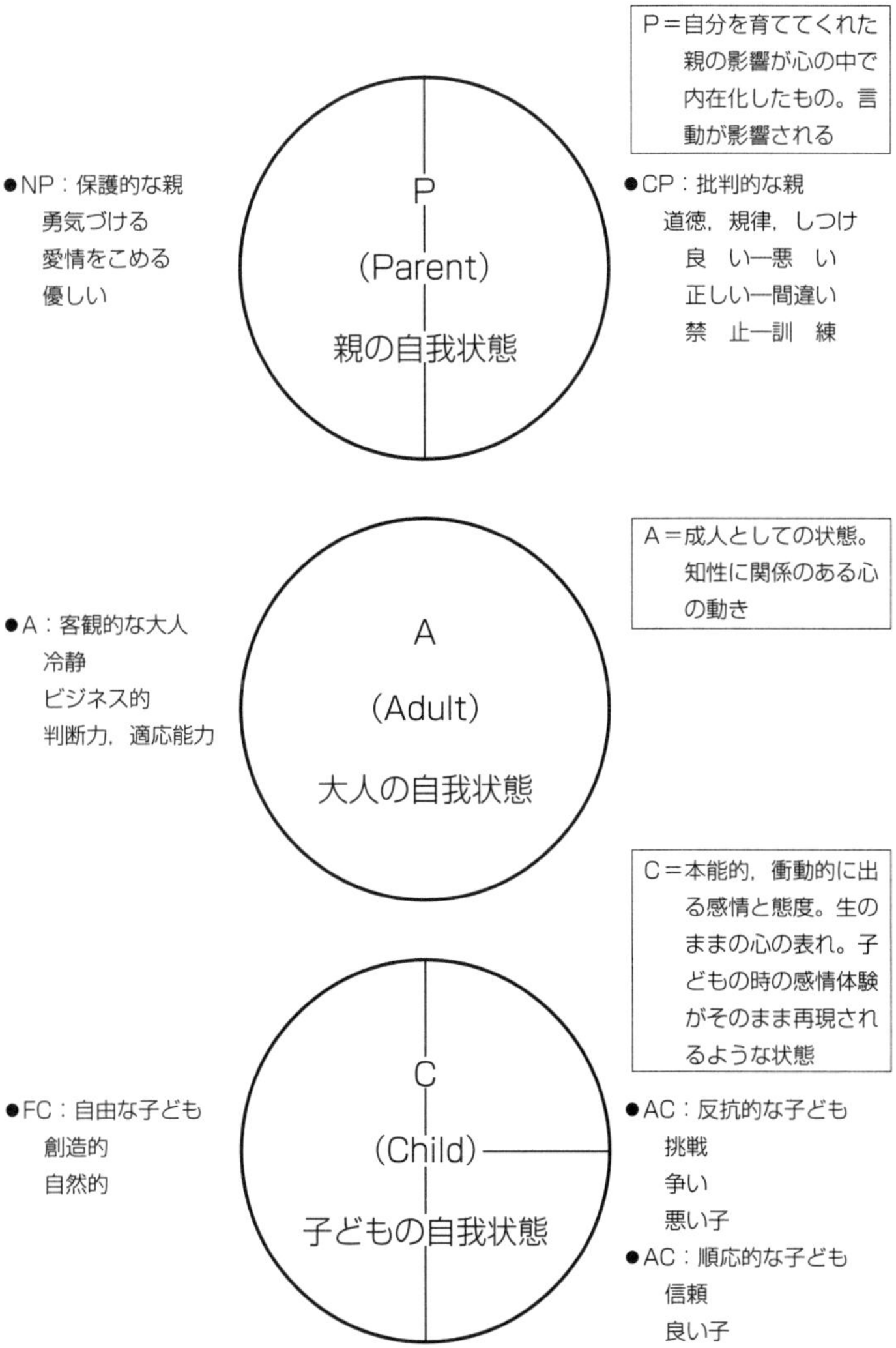
P＝自分を育ててくれた親の影響が心の中で内在化したもの。言動が影響される
●NP：保護的な親
勇気づける
愛情をこめる
優しい
P
(Parent)
親の自我状態
●CP：批判的な親
道徳，規律，しつけ
良　い―悪　い
正しい―間違い
禁　止―訓　練
A＝成人としての状態。知性に関係のある心の動き
●A：客観的な大人
冷静
ビジネス的
判断力，適応能力
A
(Adult)
大人の自我状態
C＝本能的，衝動的に出る感情と態度。生のままの心の表れ。子どもの時の感情体験がそのまま再現されるような状態
●FC：自由な子ども
創造的
自然的
C
(Child)
子どもの自我状態
●AC：反抗的な子ども
挑戦
争い
悪い子
●AC：順応的な子ども
信頼
良い子

図 1-1　3 つの自我状態

FC（　）点	1	うれしいときや悲しいときに，すぐ顔や動作に現しますか。			
	2	あなたは人の前で歌をうたうのが好きですか。			
	3	いいたいことを遠慮なくいうことができますか。			
	4	子供が泣いたり，はしゃいだりするのを放っておけますか。			
	5	欲しい物は，手に入れないと気がすまないほうですか。			
	6	映画や演劇など娯楽に多くの時間をさきますか。			
	7	われを忘れて子供と一緒に遊ぶことができますか。			
	8	マンガの本や週刊誌を読んで楽しめますか。			
	9	「わあ」「すごい」「かっこいい！」などの感嘆詞をよく使いますか。			
	10	遊びの雰囲気に抵抗なくとけこめますか。			

AC（　）点	1	あなたは遠慮がちで，消極的なほうですか。			
	2	思ったことをいえずに，あとから後悔することがありますか。			
	3	無理をして，他人からよく思われるように行動するほうですか。			
	4	あなたは劣等感が強いほうですか。			
	5	子供のために，どんなイヤなことも我慢しようと思っていますか。			
	6	他人の顔色をみて，行動するようなところがありますか。			
	7	本当の自分の考えよりも人のいうことに影響されやすいほうですか。			
	8	上の人や先輩のごきげんをとるようなところがありますか。			
	9	イヤなことをイヤといわずに，抑えてしまうことが多いほうですか。			
	10	ゆううつな気分や悲しい気持ちになることがよくありますか。			

図 1-2　エゴグラム・チェックリスト②

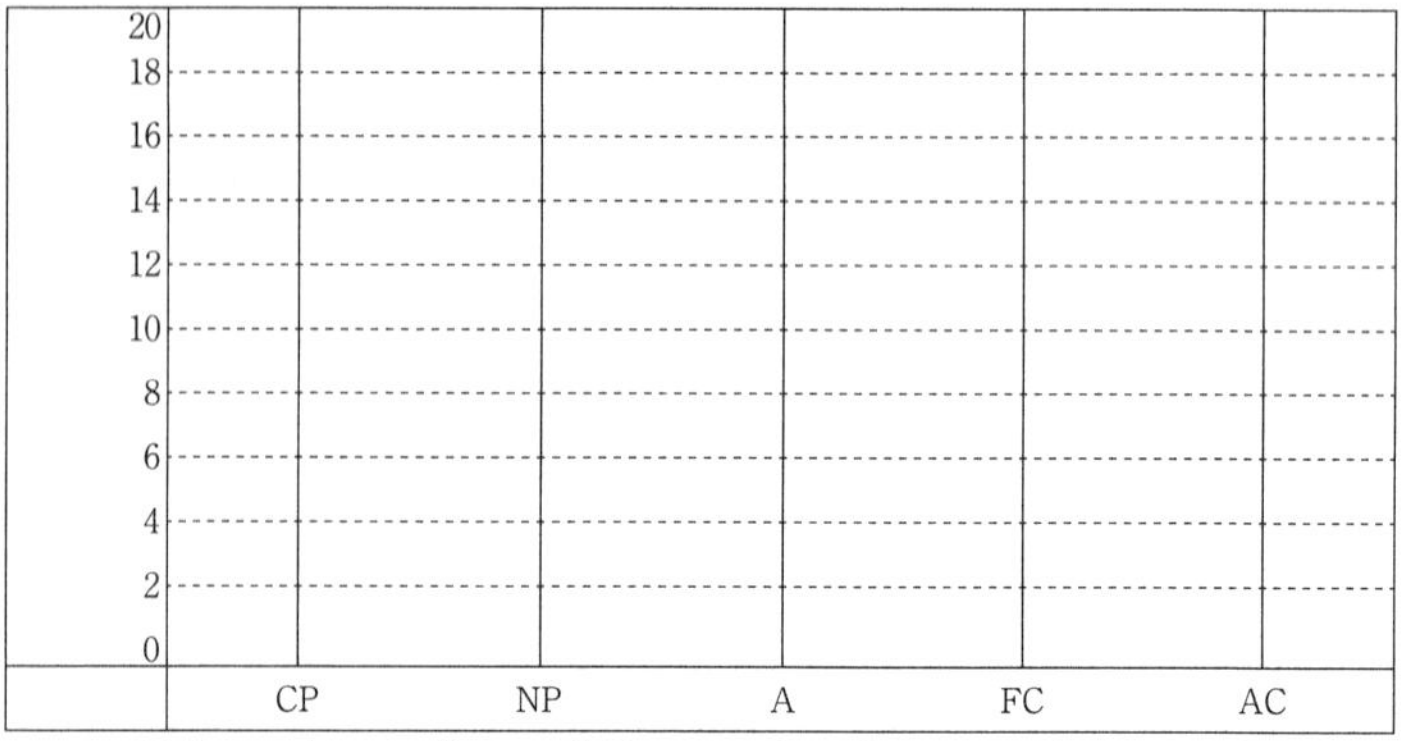

平成　　年　　月　　施行　　○ 2点　△ 1点　× 0点

図 1-3　エゴグラム

（図 1-2, 3：桂戴作，杉田峰康，白井幸子『交流分析入門』34, 35 頁より転載）

氏名　　　　　　　　　　　　　　生年月日　昭／平　　年　　月　　日　　性別　男／女

以下の質問に，はい（○），どちらともつかない（△），いいえ（×）のようにお答え下さい。ただし，できるだけ○か×で答えるようにして下さい。

CP（　）点	1	部下や後輩が間違ったことをしたとき，すぐにとがめますか。			
	2	あなたは規則を守ることにきびしいほうですか。			
	3	最近の世の中は，子どもを甘やかしすぎていると思いますか。			
	4	あなたは礼儀，作法にうるさいほうですか。			
	5	何ごともやり出したら最後までやらないと気がすみませんか。			
	6	自分は責任感の強い人間だと思いますか。			
	7	小さな不正でも，うやむやにするのが嫌いですか。			
	8	「ダメじゃないか」「……しなくてはいけない」という言い方をよくするほうですか。			
	9	時間やお金にルーズなことがきらいですか。			
	10	よい，わるいをはっきりさせないと気がすまないほうですか。			

NP（　）点	1	人から道を聞かれたとき，親切に教えてあげますか。			
	2	頼まれたら私にまかせなさいと引き受けるほうですか。			
	3	友人や家族に何か買ってあげるのが好きですか。			
	4	子供をよくほめたり，頭をなでたりするほうですか。			
	5	他人の世話をするのが好きなほうですか。			
	6	他人の欠点よりも，長所をみるほうですか。			
	7	人が元気をなくしていると，慰めたくなるほうですか。			
	8	部下や後輩が失敗したとき，責めないで許してあげるほうですか。			
	9	あなたは思いやりがあるほうだと思いますか。			
	10	経済的に余裕があれば交通遺児を引き取って育てたいと思いますか。			

A（　）点	1	あなたは感情的というよりは理性的ですか。			
	2	子供や後輩を叱る前に，よく事情を調べますか。			
	3	何かわからないことがあると，人に聞いたり，相談したりして，うまく処理しますか。			
	4	仕事は能率的にテキパキと片づけていくほうですか。			
	5	あなたは本をよく読むほうですか。			
	6	部下や後輩の扱いにあたって感情的になることは少ないですか。			
	7	ものごとは，その結果まで予測して，行動に移しますか。			
	8	何かする前にそれが自分にとって損か得かをよく考えますか。			
	9	体の調子のよくないときは，自重して無理を避けますか。			
	10	ゆきづまったとき，上の人や先輩と冷静に話し合おうとしますか。			

図 1-2　エゴグラム・チェックリスト①

①相補的やりとり

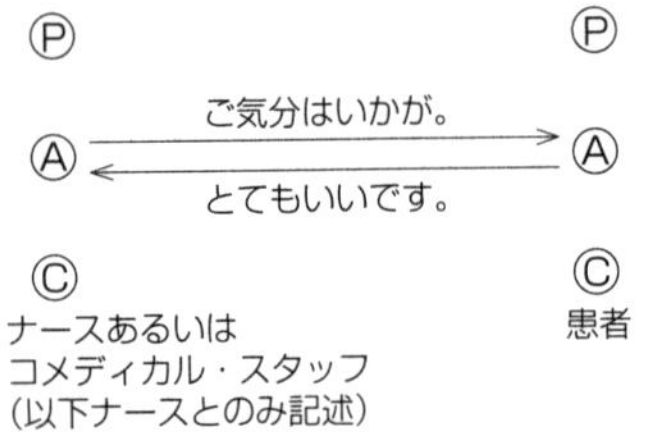

特定の自我状態Ⓐから発したメッセージが，予想していた相手の自我状態Ⓐから予想通り戻ってくるもの。健全な人間関係といえる。

②交差的やりとり

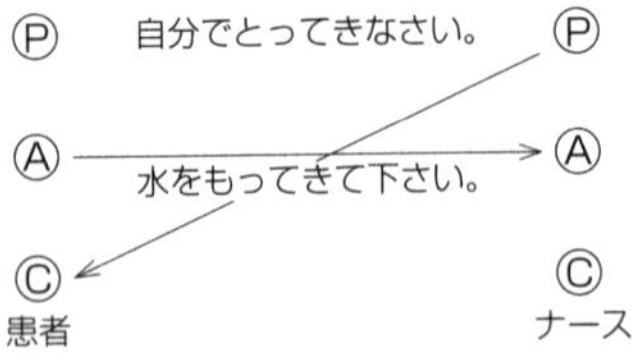

期待した反応が，期待した相手の自我状態Ⓐから戻ってこないので、コミュニケーションが断たれる。

③隠されたやりとり

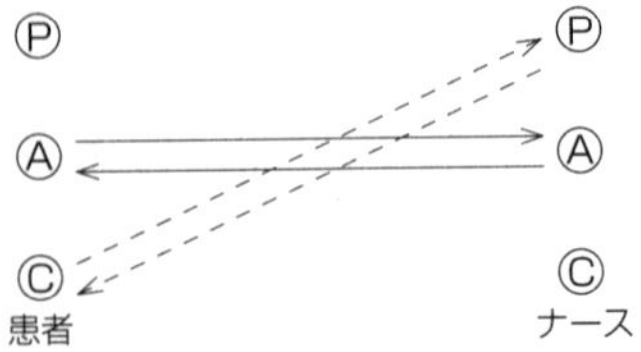

表面的なことばの裏に隠された心理的メッセージがある。しかも実際には隠されたメッセージの方が強く伝わる。

〔表面的メッセージ〕
患　者：ああ，足が痛くて、痛くて！
ナース：今度は足が痛いの？
〔隠された心理的メッセージ〕
患　者：(私にやさしくしてほしい)
ナース：(少しぐらいがまんできないの)

図 1-4　やりとり分析

〈自律訓練法（autogenes training）の六段階〉

ドイツの精神医学者J・H・シュルツ（一八八四〜一九七〇）が一九三二年に発表したもので、自己暗示によって筋肉を弛緩《しかん》させる方法である。筋肉弛緩につられて、精神的緊張もゆるむことを狙うのである。シュルツは、この訓練法を「自己催眠」という言葉ではなく、「自己弛緩」という言葉で呼んでいる。自分で上手に筋肉を弛緩させる方法を身につけると、実に様々な好ましい効果が現れるといわれる。

患者にかかわる仕事は対人関係が複雑で、ストレスや緊張が重積する。適度の緊張は心の張りとなり、仕事を効果的にすすめるもとになるが、ムダな緊張はしないことが望ましい。過度の緊張を解消することは精神を健康に保つ秘訣である。

自律訓練法には準備段階と六段階の標準練習法および特殊練習法がある。

①準備段階：気分を安定させる

［自己暗示➡**「気分が非常に落ち着いている」**］

②第一段階：四肢の重感（筋弛緩）

［自己暗示➡**「両腕・両脚が非常に重たい」**——きき腕からはじめる。

右腕↓左腕（両腕）↓右脚↓左脚（両脚）↓（両腕両脚）］

③第二段階：四肢の温感（血管運動調整）

［自己暗示➡**「両腕・両脚が非常に温かい」**——練習は重い感じと同じである。］

④第三段階：心臓の拍動の調整

［自己暗示➡「心臓が非常に静かに規則正しく打っている」――最初はなかなか感覚をつかみにくいので、右手を心臓部にもっていき、拍動を手で感じながら行うとよい。］

⑤第四段階：呼吸の調整

［自己暗示➡「非常に楽に呼吸をしている」――練習していくうちに自然に腹式呼吸になることが多い。この公式で、呼吸は数が減るとともに深くなり、心身ともに落ち着いてくる。］

⑥第五段階：腹部の温かい感じ

［自己暗示➡「胃のあたりが非常に温かい」――胃のすぐ後ろに、太陽神経叢《しんけいそう》という消化器を支配している自律神経の束がある。この練習は暗示で太陽神経叢をコントロールするのが目的である。］

⑦第六段階：額部冷涼感

［自己暗示➡「額が非常に涼しい」――静かで落ち着いている感じとは頭寒足熱《ずかんそくねつ》の状態である。四肢の温感、呼吸・心拍がゆっくりで、腹が温かく、最後に頭が冷えている状態の額が涼しい感じでしめくくる。］

これで標準練習は終わりである。準備練習から入り第一～第六段階まで一段階ずつ順番に、修得できるまで練習をする。

自律訓練法を進めるうえでのコツ

a　ムキになりすぎず、さりとていい加減でなく、さりげない態度で行う。

心身医学の第一人者であった故石川中教授の「自己コントロール」の講演会で、ある人が質問をした。「自分は自律訓練法を一生懸命行いましたが、うまくできませんでした。なぜでしょうか」と。先生は笑いながら、こう答えられた。「自律訓練法は、心身の緊張を解きほぐすためのものです。一生懸命やったのでは、かえって緊張してしまうでしょう。」

b　機械的に、ただ何となく公式の言葉を繰り返す。

自己暗示の言葉は数学の公式と同じである。その言葉は目的にかなうように検討されているものだから、ただ、そのままを、ゆっくりと繰り返せばよい。

c　誰かが自己暗示文を言ってくれているような気持ちで、自分の頭の中で繰り返す。

最近、自律訓練法をテープで聞きながら行う方法がある。一人で行う時にも、男性の比較的低い声が、ゆっくり自己暗示文を言ってくれているつもりになって、頭の中で自分でも言ってみるとよい。

d　練習の場所は、ゆったりとくつろげる場所で行う。

e　毎日練習し、気長に続ける。

自律訓練法の効果

i　眠りたいが、眠れない時に効果的である。

医療従事者は不規則な勤務体制で働くことが多い。早く眠ろうと気持ちだけが先行して、余計に緊張が強まることも少なくない。眠れない状態の時には、肩から首筋にかけて緊張が強まっていることが多い。そこで標準練習の「重い」「温かい」「呼吸」の練習が効果的である。

ii　**心身を安定させる。**

体の安定と心の安定とは相関関係がある。体が生理的に平衡な状態とは、まさに自律訓練法で得られた、筋肉が弛緩し、心臓がゆっくり拍動し、呼吸が深くゆっくりしている状態である。この時、心の安定も得られており、受動的で冷静に考えることのできる状態となる。この状態は、医療従事者が患者に接する時の最も望ましい心の状態といえる。

第2章 患者への問い方と答え方

三種類の対話――真の対話とは？

イスラエルの宗教哲学者マルティン・ブーバーによると、対話というものは次の三種類に分けられる。

① 真の対話――これは口で語られたか、沈黙のままだったかの区別なしに、その担い手がそれぞれ相手と自分との間に相互性が打ち立てられることを念じながら相手に向かっている場合である。

② 実務的対話――これは即物的な了解をとる必要性から、話が交わされる。

③ 対話のように見せかけた独り言――同じ場所に集まった二人以上の人間がそれぞれ自分自身を相手だと考えて話しており、しかもそのことを自覚するのが苦痛なので、対話をしていると錯覚している場合。

医療場面では、対話といっても多くは②と③の会話が行われるが、カウンセリングには①が要求される。

指示と確認――明確・かつ具体的に

患者との会話で多くの場面を占めているのは、患者への指示場面（実務的対話）である。「検温してください」「明日の朝は検査に備えて食事をとらないでください」「レントゲン撮影をしますから、レントゲン室へ行ってください」など。

大切なことは、効果的に指示を与えることである。それには次の点が重要である。

① 視線を合わせ、はっきりとした声の調子で話す。

② 言葉は明確に、できるだけ具体的に、目的や期待される効果なども伝える。

・漠然とした表現「検査室に行って、検査を受けてきてください」

・具体的な表現「これから検査室に行って、耳から血液を少し取り、血液が固まる時間を調べる検査をしていただきます。これは、来週の手術の前に、あなたが出血しやすいか、血が止まりやすいかどうかを調べるためです」

具体的に述べるとは、単に表現方法の問題ばかりではなく、看護知識や医学知識をもっているということでもある。指示する事柄が専門的であればあるほど、わかりやすく、具体的に説明できるようよりいっそうの研鑽を怠ってはならない。また、知識がいかに豊富であっても、聞き手である患者にわかりやすい言い方を工夫する必要がある。専門用語を減らして、何のために何をするのかをはっきり伝えることが大切である。

また明確に指示をしたと自分で思っただけでは不十分である。指示が理解されたかどうかをはっきりと、あるいはそれとなく「確認する」ことである。これはいくつかの指示を同時にした時に重要となる。

「私の説明不足を補いたいと思います。今説明したことを繰り返してみていただけますか?」「私の説明でご理解いただけたでしょうか。教えていただけますか?」といった具合である。

効果的な情報提供——タイミングを上手に見極めてから

医療従事者が、患者へ提供できる情報は多い。ただそれが、押し寄せる波のように、一方的に患者へと流れ込んできたのでは、重要な情報も水の泡になってしまう。

効果的に情報を伝える方法は、次のようである。

① 相手に注目し、その人が情報や助言を望んでいる状況か、あるいは聞く準備があるかどうかを判断すること。

② 説明をする時には、明確に、特定的に、具体的に、かつタイミングをみること。

話をする――患者の自由な表現を引き出すために

患者に話しかけることによって、患者が心に浮かんだことをそのまま口に出す気になるように働きかけ、患者の話の内容と感情とを理解するように努めなければならない。そのことにより、患者は思ったことを話そうとするし、患者の自尊心を高めるのにも役立つ。もし、会話がとぎれそうになったら、患者が話していた内容について質問したり、コメントしたりするとよい。患者が自由に表現できると、次のような利点がある。

① 抑圧されている感情や態度から情動的に解放される。
② 自分の状況を探索できるようになる。
③ 自分をよく理解して、防衛をやめ、自分の様々なことに直面できるようになる。
④ 自分の話を聴いてくれる相手に受容されていることに気がつくと、それまでは自分にもわからなかった自己というものを自分の一部として受け容れることができるようになる。

患者が恐れや不安を克服して話をする場合には、その患者は報酬を得ることができる。一つの報酬は、聞いてもらえるということであり、もう一つは、自分が話す内容が受容されたということである。判断や非難をしないで、寛大にすべてをありのままに受け容れてもらえるということが一つの大きな報酬であり、それは態度や人格から生じる雰囲気のようなものからくみとることができる。

幅広い出だし――会話の始まりに直接的な質問は避ける

最初の一言では、あまり狭く限定しない。つまり「どこが痛むんですか」とか、「熱がありますか」というふうに直接的な質問をしないで、まず自己紹介をしてから「どんな具合ですか」とか「なぜここへいらっしゃいましたか」とか、どうにでも答えられるような幅広い質問をして、会話を始めるのがよい。

質問する――「なぜ」という質問は、なぜいけないか

患者に対して行う質問は、患者の病状をつかんだり、また患者からの訴えを聞き出すために大切なものである。

カウンセリングの理論家の一部には、カウンセラーのほうから質問してはならないと主張する者もいる。なるべくクライエントに話をしてもらおうとする立場からの理論かもしれない。

しかし、患者の体の状態や心理的な状態を短時間のうちに知るためには、質問を有効に行う必要がある。

患者に質問するのは患者からの情報を得るためである。その得ようとしている情報の中身は様々であり、たとえば一日の排便の回数だけを知りたい時もあり、手術前の不安な気持ちの程度を理解したいと思う場合もある。質問の技法をマスターすることは、患者をよく理解するための第一歩である。

質問すれば、患者が何を考えており、どう感じているか、どんな態度をとっているかなどを、患者

が話す糸口になる。だから、「ハイ」とか「イイエ」とかいう答えをすればすむという質問のしかたをしないこと。患者としては答える自由を制限されてしまうので、長い返事ができるような質問をしたほうがよい。

「なぜ」（Why）で始まる質問は、なるべく避けたほうがよい。理由を問うことに集中してしまいがちであり、時には患者が問い詰められていると感じる場合もある。

母親と子どもの会話では、「なぜ、あなたはいつもそうなの」というように、「なぜ」で始まる質問が多いそうだ。この場合には、母親は子どもの返答を期待しているわけではなく、子どもを叱っている表現ととれる。

また、医療従事者が、この次はどういう聞き方をしようかということを一生懸命考えていると、肝心の聴き取りがおろそかになって、患者が何を言っているのかわからなくなる恐れがある。もし、どう応答していいかわからないという場合には、患者が何を言っていたかを振り返り、「あなたは××とおっしゃったのですね」とその内容を繰り返すとよい。

質問の二形式——任意回答方式と限定的な質問

〈任意回答方式（open questioning）〉

患者に会話の主導権を渡してしまうのである。患者が何を考えているとか、何に関心をもっているとか、あるいはどんなことを感じているか、どんな態度をとろうとしているか、という全般的な気持ちを広く知るのに役立つ。患者が自分の気持ちに気づく手助けにもなる。知りたい情報を得るだけにとどめずに、患者が自分が思ったことを次々に話せるように質問するのである。その例は「今の検査の前の不安な気持ちについてもう少し私に話していただけませんか」、または「それについてあなたはどう感じておられますか」などである。

この質問への導入には、「**何**」（What）、「**どのようにして**」（How）、「**……はどうですか**」（How）で始めるといい。

「何か退院を前にして心配なことがありますか」（What）、「足の痛みの具合はどうですか」（How）、「手術についてあなたの抱く不安な点について話してみていただけますか」（How）など。

「何」で始まる質問は、具体的事項を述べてもらうのに役に立つ。「どのように」で始まるか、「……はどうですか」で終わる質問は、経過や結果および感情面まで述べてもらうのによい。「……について話してみていただけませんか」は、もっと自由に話してもらうための質問法である。

「何」「どのように」「……について話していただけますか」という質問は、患者側に自由に答える余地があり、患者の感情面までも述べてもらえる発展的な質問法である。

〈限定的な質問（closed questioning）〉

この場合は、患者は「ハイ」とか「違います」とか、特定の主題について短い返事をするだけで回答が終わってしまう。たとえば、「あなたは何歳ですか」とか、「住所を教えてください」「昨夜は眠れましたか」「食事は食べられましたか」などである。

このような質問では、返事が次の例のように短くなる。

「おや？　あなたはまたお腹が痛くなったのですか」「はい」
「いつも痛いのですか」「いいえ」
「歩いたり運動したりすると、その痛みは増しますか」「そうとも限りません」
「階段を昇った時は？」「ええ、痛みます」など。

会話の主導権が医療スタッフの側にあり、自分たちが知りたいと思っている情報に会話が限られてしまう。限定的な質問だけをしていると次の質問を考えることに意識が集中して、患者を観察したり傾聴することがおろそかになる。

限定的な質問法をあまり使い過ぎると、面接自体が成り立たなくなってしまう。患者は自分がためされているような感じがしてきて、防衛的になりコミュニケーションが減ってくる。患者は限定的な回答しかしないので、患者を本当に理解することはできなくなる。

一般に不安になると、限定的な質問をする数が増えてくる。そのことに自分でもし気づいたならば、質問のスピードを落として、後述する相づちを入れる方法を使い、患者が話したいと思っている話題に近づけるように心がける。

限定的な質問の一種に「誘導的な質問」(leading question)がある。これは回答を期待しながら、それを暗示して質問する場合である。「熱がありそうですね」、「今日は熱が高そうですが、何度ありますか」、「また夕食を食べないのでしょう」などという場合である。これはあまり使わないほうがよい。

〈任意回答方式の例〉

「カルテを見ると、あなたはまたお腹が痛くなったと書いてありますが、もう少しそれについてお話しいただけませんか」

「そうですね、一週間前のことでした。お腹がキリキリと刺すように痛んできて、それが上のほうに広がっていくような気がして、息が止まりそうでした」

〈目的別に質問法を使い分ける〉

どんな面接でも、任意回答式の質問が必要な場合と、限定的な質問が必要な場合と、両方を含んでいる。それぞれの目的に合わせて、使い分けるのである。面接のはじめには任意回答式の質問をして、患者が関心をもっていることを次々と自由に話せるように配慮する。特殊な事柄に焦点を当てて詳しい情報を求めたい時には限定的な質問をするとよい。

次にこの二種の質問の例を示しておこう。

A．面接を始めるにあたって

①「今日、病院に来た理由は何ですか。理由を話していただけませんか」

②「また胸が痛むのですか」

B．少し詳しく述べてもらうようにする場合

①「もう少し詳しく話していただけませんか」

②「息を止めると胸の痛みはなくなりますか」

C．特殊な状況をよく理解するために、特別な行動の例を得ようとする場合

①「あなたの奥さんに対して怒りを感じるのはどんな時ですか」

②「あなたが奥さんに対して怒りを感じた場合は、黙ってしまいますか」

D．感情に焦点を当てる場合

①「その時、どんなふうに感じますか」

②「その時、幸福だと感じますか」

質問法を身につける方法――いつもどんな言葉で患者と接しているか

自分がどんな言葉で患者に話しかけているか自分自身を観察してほしい。そのうえで、自分の質問法について考え、有効な表現を増やしていくことが望ましい。

練習方法としては、実際に患者との会話を思いおこして記録し、自分の質問用語について検討を試みることもよい。また、下記のようにロール・プレイで自分の表現を分析、練習することもできる。

① 練習グループをつくる。
② 役割を決める（患者、医療従事者、観察者）。
③ ロール・プレイのための場面を設定する。ロール・プレイの場面は、看護を行うときにしばしば出会う場面がよい。たとえば、検温の時の質問にしても、明日退院する患者の場合と、死に直面している患者の場合とでは、どのように質問法が変わってくるか。また、清拭、手術前オリエンテーションなど、同じ患者でも、ケアによっては、自由回答を求める質問と的をしぼった質問の用い方に違いがあるかどうかを検討する。
④ 一定の時間内に録音して、後で聞き返すことができるようにする。具体的に行い、それを評価することを目的としない。
⑤ 参加者全員で役割を交代して演じる。

相づち——「私は聞いています」というメッセージ

患者の話を聴いていて、さらに話を続けさせたいと思う時はうなずいて、相づちをうっていることだろう。非言語的な動作については、第1章の「患者の思いを受け止めるための接し方」（二一頁）でも触れた。視線を合わせる、自然に上体が前に傾く、うなずくなどの動作である。

言語的な表現といっても、ごく短く瞬間的なものであるが、相手にとっては話を聴いてくれている証拠として受け取られる。たとえば次のとおりである。

① 「はい」「そう」「そして」「それで……」

② 「もう少し話を続けてください」

③ 相手の言葉の最後の数語を繰り返す。

相づちをうつと、患者はもっと詳しく説明しようという気になる。患者が話している時に短い励ましを口で与える相づちは、患者をさらにつづけて話したいという気持ちにさせる。したがって、「よくわかります」、それから「もう少し詳しく話してください」などという励ましが必要になる。「そう、そう」、「それから」、「どうしてそうなったの」などの相づちとか、あるいは患者の言ったことを短く繰り返す。

たとえば、「整形外科の病棟へ行きました」と患者が言った場合に、「整形外科へ?」というように相づちをうつことも有効である。

「私は去年、三回入院して、手術も二回受けましたよ」と患者が言った場合は、「二度も手術を受けたのですね」「どんな手術を受けたのですか?」「二回も?」「手術ですか?」というような応答をすればよい。

相手の言葉の数語を繰り返すことは特に効果的であるが、相手の言葉を正確に繰り返すことは比較的むずかしいものである。それこそじっと相手の言葉に耳を傾けていなければ正確に自分の頭の中に残らない。話の先を要求したい気持ちを今しばらくしずめて、相手の言葉を繰り返してみる。おそらく、患者は「確かに聴いてもらえているな」と納得するだろう。口に出さなくても、頭を上下に振ってうなずくとか、目線をあわせるなどによっても、「私は聞いています」という合図になる。

しかしながら、これをあまりしばしば使うと、自動的にやっているのではないかとか、いつも同じ反応しか示さないとか、患者に思われてしまう恐れがある。体に関する同じ訴えを何回も繰り返す患者や、妄想を訴える患者には、この相づちを示してはならない。

繰り返し——患者の気持ちを口に出して確認する

患者が「悲しいんです」と言った時に、「悲しいですね」などと患者の感情を口に出して繰り返して確認すると、「あなたの感情を私は理解しようと努めています」という意思表示になるし、患者はそれによって、さらに自分の感情を説明する気になり、その結果自分の感情を患者自身が認めるきっかけにもなる。

言い換え——「単なる繰り返し」に助言を加えて

言い換えることとは、面接の際に、知覚したことをもう一度確認するために行われる。「患者が言った内容を理解している」ことを示すことができる。また、患者にとっては自分の言ったことが正しく受け取られたかを確かめる機会となる。

また、言い換えをすることは、患者に自分自身が言っていることを明確に認識させるということを助ける働きがある。患者が、「足が悪くて歩けなくなったので、私の一生が台無しになってしまうのです」と言った場合に、「足が痛くて歩けないのは、体が困るだけではなくて、生活全体が変わってくるということですね」と言う。すると患者は、「そう、そのとおりですよ。つまり、私の仕事も駄目になるし、結婚生活も、週末に子どもたちと遊ぶこともできなくなりますからね」と続いていく。患者が口に出したことが、どう受け取られているかが再認識されるわけである。

「言い換え」というのは、患者の言ったことをただおうむ返しにするよりも、意味がある。さらに話が進むような方向で、あるいはその話題に関して理解が進むような方向で「言い換え」をすることが望ましい。「退院したら歩かなくてもすむような新しい仕事を探して、足が治るのを待ちたいと思います」、あるいは「完全に治ったら、元の仕事に戻りたいと思っているのですがねえ」と患者が言った場合に、「元の仕事に戻りたいと思っていらっしゃるんですね」と応じるのは、あまり意味がない。むしろ、「仕事に戻る前に決意をしなければなりませんものねえ」というような応答のほうが望ましい。

つまり、ここでは患者の言ったことを単に繰り返しているだけではなくて、「その決定が重要であるから、よく考えたうえで決意したほうがいいですよ」という助言を含んでいる。

感情を反映させる——患者への共感を口に出すこと

患者が現在、どのように思っているかということを、医療従事者は口に出して反映させることが必要である。このことが、「あなたがどういうふうに感じているかということを私はよくつかんでいるし、それを理解しようと努力しています」という意思表示になる。さらに患者自身も、自分で感じていることが明確になり、それが理解できるようになる手助けになる。この反映は、留意行動と共感とに関係している。この場合、患者が話している内容を知的につかむということよりは、感情に共感するという形で、患者の言うことを聞いているということを示すことが大切である。

「私は、入学試験に失敗してしまって絶望的です」と患者が言った時に、「ああ、入試に失敗したのですね」と言うのは、知的な理解に過ぎないが、「失敗して悲しいのですね」とか、「絶望しているのですね」と言えば、感情的な反映である。

患者の感情を正確に反映させるためには、患者の非言語的コミュニケーションを注意深く観察する必要がある。涙をこぼす、ひざの上の手がひどく震えているなどは、悲しみの表現であるから、それを見れば、たとえ患者が口に出して「悲しいのです」と言わなくても、「悲しいのですね」と患者の心情を言うことができる。

姿勢、体の動き、顔の表情、声、話の早さ——すべては患者の感情を示す要素である。これらは患者の言葉以上に、患者の感情を正確に物語っている場合が多い。患者の感情を反映させる場合には、いくつかの要素が重要であるということがわかっている。

① 感情にラベルづけをすること。患者自身の言葉を使ったり、あるいは非言語的なコミュニケーションをよく見て使うのである。

② 「あなたは、こういうふうに感じているのかしら」とか、「あなたの感じはこうじゃないか、と私は思うの」というような言葉遣いで始めるとよい。

③ 「あなたはおつれあいが仕事のことを話し始めると、怒りが込み上げてくるのですね」というように、どんな時にその感情がおこってくるのかという状況を話の中に入れると、いっそうその感情が明確になる。

④ 患者が示した感情をすぐその後で反映させたり、話題にすることが役に立つ。

患者が「検査の結果がはっきりわかって、本当にうれしいんだ。これで仕事に戻れるとわかったしね」と言った場合に、医療従事者は二種類の応答をすることができる。つまり、「検査の結果を非常に心配していらしたのですね」、あるいは「将来の道が開けてきたというふうに感じていらっしゃるのですね」と応じる。

感情と思考を区別して聞く――感情を話すのはむずかしい

患者の感情について質問する場合には、考えていることと、感じていることとをきちんと区別して質問しなければならない。「今度の新しい病室はどんな感じですか」というように、はっきり質問することが必要である。感じがいい病室であるということと、料金が高いと考えていることとは全く別の問題である。

別の患者が「手術は終わったけれど、相変わらずお腹が痛いんですよ、どうしてでしょうね」と言った場合に、「あなたは手術がほとんど意味がなかったと感じていらっしゃるんですね」と言えば、この応答は、患者が表現した「感じ」の反映ではなくて、誤って受け取っている患者の考えを反映したに過ぎない。

「感じ」というのは、面接の場合に、どのように（喜んだか、怒ったかなど）それを話したかということであって、患者が話した内容自体は、「感じ」ではなく、試行、あるいは知覚、認識の問題である。したがって、手術が失敗したというふうに患者が訴えているのは知覚の問題なのであって、「悔しい」とか、「死んでしまいたい」、「心配だ」と思っている「感じ」とは別の問題であるから、この両方を混同してはならない。

「あの時には、外科手術を受けたくない理由がいくつかあったとお考えなのですね」、「そう、私はそう思っていますよ」。これは思考の問題であって、感情の問題ではないという一例である。

「看護師さんが何回も説明にきてくれたので、よくわかりましたよ。それまで、ちっともそんなことを考えたことはなかったんですよ」と患者が言った場合に、「あなたは、まだまだ知らないことがたくさんあると感じておられるのですね」と言うことも、「感じ」の問題ではなくて思考の問題である。

この時に、もし、「自分が知らなかったことがたくさんあるというのは、病気の治りがあまりはかばかしくないと（悲観して）感じていらっしゃるんですね」というように言えば、これは「感じ＝感情」の問題を正しく指摘したことになる。

「感情」を話すのは、相当親しくなってからでさえ自分をさらけだすような気がするものだから、知り合ってから、まだいくらも時間がたたないのに、感情の反映をしばしば使うのは、あまり感心できない。患者は居心地が悪くなって、当然、防衛反応が強くなり、コミュニケーションをとりにくくなってしまう。一般には患者との関係が始まったばかりの時は、感情の反映を控えるほうがいい。

患者のほうは、自分の感じを話すには相当に心の用意がいる。事柄を述べるのと違い、自分の感情を話すには、親しくなってから時間が経ち、心の余裕ができないとむずかしいものである。事柄の内容を話してもらうにしても、患者の感じを話してもらうにしても、まず患者の防衛反応を取り除かなければならない。もしもこういった防衛反応が出てきて、抵抗を感じた場合には、ある期間をおいて別の機会にもう一度やり直したほうがよい。

主題をそらす――優先するのは誰の感情？

人は自分が触れたくないテーマについては、話題をそらそうとするものである。ガンで死にそうな患者が「明日まで命がもつでしょうか」と聞いているとき、「ところで今日の面会はどなたがいらしたの」とはぐらかせば、それは明らかにその話題を避けようとしていることになる。この場合には、患者の感情は無視されて、看護する側の感情だけが重要視される結果になってしまう。

明らかにする——患者自身の発見をサポートする

1．似ている点を明らかにすること

前回の体験と今回の体験を患者に比べてもらい、どの点が似ているかを思い出してもらう。そして、それがいい体験ならば、自信が強まるし、悪い体験ならば、次にどうしたらもっとよくできるかということを患者自身が発見できるようにする。

2．違いを明らかにすること

「この前の発作と、今回の発作とはどこが違うのですか」ということを明らかにする場合に使う。

3．言外の意味を言語化すること

言外の意味をコノテーションと呼ぶ。「今日は非常に食欲がある」と患者が言った場合には、「では昨日までは食欲がなかったとおっしゃるのですね」と言うのがその例である。

4．言行の不一致を明らかにすること

言語と行動（態度）との不一致に注意する。顔色が悪いとか、手が震えているにもかかわらず「気分が大変いい」と言った場合には、症状（あるいは行動）と言っていることとの間には不一致がある。「気分がいいとおっしゃるけれど、顔色が少し悪いように見えますが」というように問いかけて、患

者の言葉を待つといい。

選択的注意――「わざと注意を払わない」という方法

注意を向けるのも「あなたの要求を私は知りたいのですよ」という意思表示になる。逆に、注意を向けなければ、知りたくないという意味になる。

選択的注意というのは、相手の言うことを全く聞かない、あるいは注意を払っていない、関心をもっていない、ということではなくて、患者が話していることのある一部分について、強化しないでおくとか、あるいはそれにわざと注意を向けないでおく、あるいは患者が話していることの全部には注意を払わない、という行動である。

「聞く」という態度を示せば患者は話すが、聞こうとしなければ話をやめてしまう。したがって、拒否的な姿勢をとるとか、患者の言い分をあまり聞かない、患者を見ない、あるいは相づちをうたない、というようなことを、特別な話題についてだけ行えば、患者はそのテーマに関しては話さなくなる。あまり体の訴えが激しくて、繰り返し繰り返し同じことを訴えるような場合には、わざとそういう態度をとることも役に立つことがある。

要約する――無駄を省いて要点だけを正確に繰り返す

患者の話が長くなったり、内容が混乱した場合には、相づちや患者の言葉の終わりの数語を繰り返すことよりも効果的な方法がある。それは、患者の話の余分な点を省き、要点だけをまとめて繰り返す方法である。しかし、それには相手の話を正確に聴き、まとめてもう一度相手に返す能力が要求される。また、相手の話を聴く時には、その時の相手の気持ちも感じ取っておいて、要点をまとめて繰り返す際には、その気持ちの表現をも盛り込まなければならない。

患者の話を傾聴していなければ、要点をまとめて繰り返すことはできない。傾聴法を身につけるためにも、相手の言葉を正確に聴きとろうとする心構えが大切である。患者は、自分の話が正確に要点をまとめて繰り返された時、「自分は理解されているな」と確認できる。

要約するということは、問題をもう少し広い範囲から見直すという作業である。感情の反映や言い換えは、患者が言った言葉の最後のいくつかの言葉を取り上げるのであるが、要約は、その数分間の面接全体を振り返って、それをまとめあげることだ。したがって、この要約というのは、面談の一番最後に言うか、あるいは面談全体の所々で、おおまかに分けて締めくくりをつけるという場合に使われる。

患者の話を要約することは、単なる言い換えとか、あるいは患者の話をおうむ返しに繰り返すよりも、視界を広げることになる。要約することで、その時の面談での初めからの話全体をまとめあげるという色彩が強くなる。

あるいは、二度目の面談の場合なら、一回目の面談のまとめを一番最初に話すこともある。一週間とか、あるいは一か月とか、あるいは一年間と面談が長期にわたる場合には、ある一定の期間の総まとめとして要約を話すことがある。

この要約というのは比較的むずかしい作業であって、患者の述べた「感じ」と、「事柄の内容」などを区別したうえで、その面談の要約をまとめなければならない。話された内容を全部総合して、それを短く、しかも意味ある形で患者に戻す。つまり、話を非常によく聞いていて問題点をよく覚えておき、その面談で話し合われたこと全体を通して感じたことを話すのである。

要約の例を次に掲げておく。

「今日は、あなたがもう会社へ戻ることができないということについて、困ってしまったという感じをお話しになりました。その代わりに、どんな仕事を探したらよいのかも話し合い、そして、この次にお会いするまでに、あなたが興味をもっている就職分野は何かということを、考えておくことにしました。」

「前回の面談のときは、あなたが飲んでいらっしゃる精神安定剤についてお話をしましたね。薬が効かないように思われるので、再発したのではないか、ということでした。何回もお話を伺ってきましたが、あなたがガンではないかと心配していらっしゃること、そして、回復の望みがなくて、絶望しているということを伺いました。」

応じ方の技術のまとめ——基本は注意深く聞くこと

以上に述べてきた話し方の技術は、基本的には、患者の言うことをよく聞くための技術である。患者が何を言っているかを非常に注意深く聞くことは、それに関して、患者をいっそう有効に援助するために必要なことである。

こうしたかかわり行動は、患者を尊重し、そして喜んで理解するということを伝えることになる。姿勢と、じっと見ることと、相づちをうつことは、以上に述べてきたような技術と密接な関係をもっている。留意行動と選択的注意は、患者が思ったことを話すための非常に強い動機づけになる。

任意回答を促すような質問は、患者に自由に思ったことを話すのを促すが、他方、限定的な回答を要求する質問は、一言か二言の返答を患者がするだけで終わってしまう。これらの二種類の質問を目的に合わせて使い分けることが、患者についての情報量を増やすことにつながる。短い励ましは、面談の場合に有効な道具ではあるけれども、これを繰り返していると、いかにも機械的な繰り返しに過ぎないような印象を与えてしまう。

「感情の反映」とか、あるいは「言い換え」は、患者が言ったことを単に繰り返すよりは有効な場合が多い。感情か、あるいは話の内容か、どちらを反映させるかということに関しては、いくつかの原則がある。

患者とのかかわりが始まってから長いか短いかとか、患者に心の準備があるかどうか、面談の目標がどうなっているか、それから、その技術を使うことが適当かどうかということによって、応じ方が変わってくる。

感情の反映とか、あるいは言い換えを有効に使おうとするならば、感情と思考との区別を厳重に行う必要がある。感情は患者と医療従事者の間の情動的な要素に関係しているし、どのようにそのメッセージが伝わったかということに関係してくる。思考は、認識とか、あるいは話の内容の問題であって、何が語られたかということに関係してくる。思考を感情だと誤解してしまうと、患者を混乱させて、面談は発展しなくなる。

要約は、感情の反映とか、あるいは言い換えの両方を取り込んでいて、言われたことを短縮して、いっそう広い視点からまとめ直す役割をしている。非常に注意深く聞いたり、あるいは起こった事柄を総合したり、あるいは患者が示している材料とか状態を短く縮めて示すという、そういう能力を要するが、非常に有効な方法である。

応じ方の具体例――五種類の答えを検討する

〈その1〉

ある患者の妻が「私は家で夫を看病できるとばかり思っていました。しかし、それは彼が健康な時にそう思っただけで、実際にしてみると夫の気分がすぐに変わってしまうので、食べさせてあげるにしても、入浴をさせてあげるにしても、非常に大きな労力がいります。もう私はわからなくなってしまいました。できそうもないのです」と訴えた場合に、次のような応答の仕方がある。

① あなたは夫の世話ができると思っていたのですが、今はあまり自信がなくなったのですね。

② あなたのおつれあいの気分変化が激しいですからね。
③ 今すぐ全部のことをすることなどできないと感じていらっしゃるのですね。
④ どうしていいかわからないのですね。
⑤ 気分がいいかと思うと、すぐ次には泣き出すというようなお話でしたが、もう少しそれを詳しく説明していただけませんか。

この応答のうちで、①は言い換えの例である。決めかねている相手の気持ちを述べ、食事をさせることがむずかしいなどの特殊な要因に関して、彼女が考えてみるように促している。

②も言い換えであるが、①とは違って、口に出したこと全部を言い換えたのではなくて、ほんの一部だけを言い換えたに過ぎない。だから、夫が気分がクルクルと変わりやすいということを議論するほうへもっていこうとしている。

③は感じの反映である。相手が口に出したこと全部の本質に応答しているのであるが、とてもやっていけそうもないという感じを相手が述べるように誘導している。もし、それを相手が口にしようとしている場合には、この返事の仕方が一番有効である。

④は励ましであって、相手の言った言葉のほんの一つ二つを繰り返して、話を続けるように促している。

⑤は任意回答を促すような質問である。夫の気分が変わりやすいということに関する特殊な情報を

得ようとする場合には、これが有効である。しかし、相手の一番問題にしていることには触れていないので、この場合には、あまり役に立たない。

〈その2〉

患者が「これで三回目の入院なんですよ。どうやらガンらしくて、それがだんだん私の体をむしばんでいるような気がするんですがねえ」と言った場合に、応答として次のような例がある。

① 三回目ですって？
② あなたは治ったと思っていたのに、また入院してがっかりしているのですね。
③ この病院に入るのは初めてですか。
④ 一、二回目の入院の時のことを話していただけませんか。
⑤ あなたはがっかりしているのですね。

この回答の①は短い励ましである。おそらく、前の二回の入院のことについて話を促す効果があろう。②は言い換えである。これが初めての面談であるならば、患者がさらに話そうという気を促すためには最も有効な回答である。

③は限定した回答を促す質問であって、患者が一番気にしていることから離れた質問になっている。他の質問に比べると、これは愚問である。

④は任意回答を促す質問であって、以前の入院に関する話を促している。

⑤は感情の反映であって、この返事の仕方は適切ではあるが、患者の話を促すという点では、あまり役に立たないかもしれない。

患者に自分で身の回りのことをどう行うかを教えるというような特殊な具体的な作業の場合は、言い換えを使ったほうが効果がある。しかし、たとえば「慢性疾患に自分をどう適応させていくか」という話をする場合には、感情の反映を多く用いることが必要になろう。

感情の反映とか、あるいは言い換えを使い過ぎると、面談にとって有害になる。患者とのコミュニケーションには一つの目標があるはずで、その目標に向かって面談の技術を利用するべきなので、他の技術を使わずに一つだけを何回も何回も繰り返し使うのは効果的ではない。

【患者との会話例——ケース別・面談の技術の使い方】

〈退院前の指導例〉

N（ナース）「鈴木さん、退院後の食事について栄養士から指導を受けられました？　実際にどのようにするかお考えいただくことになっていましたね」〔要約〕

K（患者）「はあ、そうでしたが、どうしたらよいかわからなくて……」

N「……」〔選択的注意〕

K「何から始めたらよいかわからないのですが……」

N「今まで特にご自分の食事に注意を払ったことがないのですね。それで何をどのように食べたらいいかわからないとおっしゃるのですね」〔言い換え〕

K「そうなんです」

N「どんな点がわからなかったか、少しお話しいただけませんか」〔任意回答の質問〕

K「塩分を控えるように言われても、私一人だけの食事ではないし、他に家族もいるから、今さら薄味というのはどうも……」

N「あなたはご自分だけの食事を作るのは大変だし、といって家族全員の食事を薄味にすると、みんなの抵抗があると恐れているということですね」〔感情の反映〕

K「そうなんです。それで……」

N「それで？」〔短い励まし〕

K「薄味にしたからって、すぐに血圧が下がるかどうかもわからないし……」

N「高血圧の人が塩分を制限して、どのくらい効果があったかご存じですか」〔限定的な質問〕

K「先生と栄養士の方から話は聞きました。薄味の必要性も何となくわかったつもりです。何とかやらなければいけないですね」

N「そうですね」〔短い励まし〕

K「私ばかりでなしに家族も一緒に薄味にしたほ

うがいいと栄養士の方から言われました。多少の抵抗は覚悟のうえでやってみます」

N「家族全員の健康のことを考えて、塩分を控えてみるとおっしゃいましたね。また、具体的にはどうしたらよいかを一緒に考えてみましょう」〔要約〕

＊

〈子どもへの対応例〉

消灯前の時間帯は就寝時のケアが多く、ナースはともかく忙しい。この時間帯になると、長期入院で持続点滴中の小学三年生C子のナースコールが頻繁になる。C子は他の病棟から転室してきたばかりである。一回のコールですべての用事をすませればいいのに、何回もナースコールしてくる。しばらく待たせると癇癪をおこしてしまうことが数日間続いた。チームで話しあい、C子の就寝前のケアを早い時間に移して、観察しながらゆとりをもって行うことにしてみた。

N〔観察〕C子の病室。C子は点滴スタンドを引っ張りながら、ティッシュの箱を置き変えたり布団の四隅を引いたりしながら、せかせかとベッドの周囲を動き回っている。何かあせっている感じを受けた。

N「C子ちゃん、トイレに行って、寝る前の準備をしましょうか」〔幅広い出だし〕

C「今日は早いのね」

N「うん。これから私たち忙しくなるからね、ゆっくりC子ちゃんの寝る準備をしようと思ってね」〔説明〕

C「ううーん？」

N「じゃあ、トイレに行こうか」

歩きながら、

「C子ちゃんは寝る前は忙しそうにしているね。何をしていたの」〔限定的な質問〕

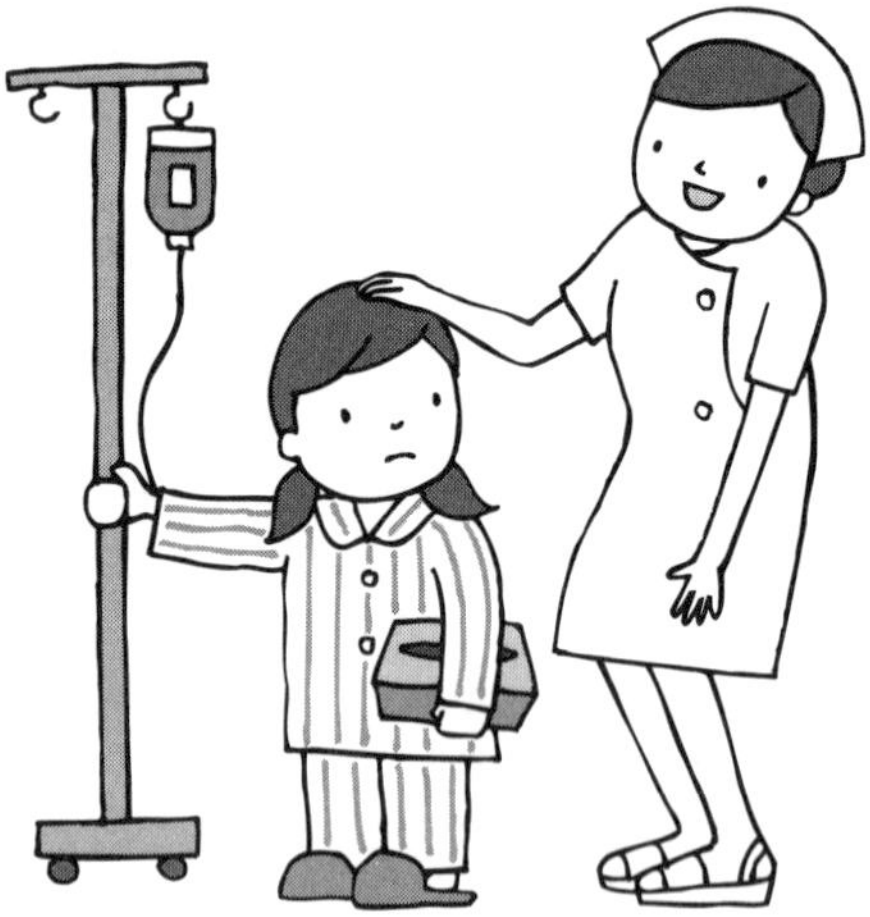

C「ティッシュが取れないと、ブザーが届かないと、布団がくちゃくちゃだし……」

ベッドに戻り周囲を整える。

N「じゃあ寝ましょうか。ブザー、ティッシュの箱、布団、これでいいかな？ C子ちゃんは寝る前に周囲が整っていないと落ち着かなかったんだね」〔感情を反映させる〕

C「暗くなって看護師さんを呼ぶとき、ブザーが届かないと困るもん」

K「そうだよね。明るいうちに寝る準備をすることが大事だよね」〔明らかにする〕

子どもの場合には、十分な観察に基づいた対応が基本になることが確認された。質問は限定的な方が効果的である。

＊

〈女性への対応例〉

N「Jさん、担当医から、治療を継続することがむずかしいとおっしゃったと聞きましたが、そのことについて少しお話しさせていただいてもいいでしょうか」〔幅広い出だし〕

J「……」

N「何かご心配なことがありますか」〔任意回答方式〕

J「主人にこれ以上迷惑をかけたくなくて……」

N「ご主人が迷惑に感じていると J さんが推測していることとは、どんなことだと思われますか」〔任意回答方式〕

J「仕事が忙しいのに、家のことやら、入院中の私の洗濯物までしてもらっちゃって。それにこれ以上入院していてもなかなか良くならなくて」

N「ご主人への気づかいやら、病気の経過などがご心配なんですね」〔言い換え〕

J「それに、入院費用のこともバカにならないと思うし」

N「費用については、ご主人を含めて医療相談室で何か方法があるか、確認してみましょう。ご主人のご都合のいい日をお聞きして相談日を設定しますから、ご心配しないでくださいね」〔効果的な情報提供〕

J「………」

N「他にも気がかりなことがあるのですね」〔感情を反映させる〕

J「ずーっと入院していると主人のことが気になって」

N「そうですね。医療費のこともありますし、ご主人が費用のことをどのようにお考えかも含めて、あるいは、それをきっかけとして、お二人の話し合いの時間をつくるようにしてみたらいかがでしょうか」〔要約する〕

J「いろいろ話を聞いてくださってありがとうご

ざいます。気持ちが整理されたようです」

＊

〈男性への対応例〉

D「こう毎日、検査、検査、検査で、もういいよ。今日は、検査やらないからな！　メシ持ってきてくれ！」

N「どうされましたか。どこか具合の悪いところでもありますか」〔任意回答方式〕

D「いつになったら治療が始まるんだよ。毎日検査ばかりじゃないか！」

N「担当医からは検査の説明は聞いていらっしゃいますか」〔限定的な質問〕

D「おれのところなんか来たって、ろくな説明もありやしない。顔をみてすぐに帰っちゃうんだから」

N「今日の検査についてはどんな説明を受けていらっしゃいますか」〔任意回答方式〕

D「胃と腸が済んだから、今度は胆のうとか肝臓とか言ってたけど、悪い病気じゃないのか、俺は」

N「検査ばかりで、病気について説明がないと感じていらっしゃる。それで悪い病気ではないかと心配されているわけですね」〔言い換え〕

D「………」

N「担当医も病気を調べるために、いろいろな方向から検査しているところですが、ご心配になるお気持ちは十分にわかります。毎日午前中は外来の診療があって混みますので一時二時ごろまでかかるんですよ。できるだけ早急に時間をつくってもらいます。少しだけお待ちいただけますか」〔明らかにする〕

D「わかったよ。わがまま言って済まなかった。検査は受けるからさ、説明頼んでおいてよ」

＊

〈高齢者への対応例〉

N「Kさん、朝食を残されましたが、どうかされましたか」〔幅広い出だし〕

K「ええ。あまり食べたくなくてね」

N「入院された時は少し脱水症気味でしたが、回復され、退院の話も出ているようですね」〔言い換え〕

K「それでね。私も八五歳だし、退院したら娘のところへ来るように言われているんですけれどもね。知らない土地だとね。なんだか……」

N「お一人で住みなれたところに住んでいらっしゃる。でも、一人だからお子さんが心配していらっしゃるわけですね。それでどうしたらいいか、困ってらっしゃるわけですね。ご自身のお気持ちはどうしたいと思っていますか」

〔感情を反映させる〕

K「私は一人でも住み慣れたところに住みたいと思うんですけれども。でも、今度みたいに、暑さでまいってしまって、救急車で運ばれるようになったら、娘は心配するでしょうね。ご近所が来てくれたからいいようなもののね。次の時もそうなるかどうか」

N「ご自身でも一人で暮らすには、不安を感じていらっしゃるのですね。でも、住み慣れたところから離れづらいと思っていらっしゃる。緊急時に通報できる方法や、安全確認をしてもらえる方法などもありますからそのあたりの情報もあつめて、住み慣れたところで暮らす方法を検討しながら、そして、ご家族のお気持ちもお聞きしながら、みんなで考えてみましょうか」〔要約する〕

K「そうしてください」

第3章 患者の心理

不安と恐怖——まずは患者の気持ちを受け容れること

これから手術を受ける患者は、どのような心理状態にあるのだろうか。手術という未経験の事柄に対して、次から次へと、漠然とした、とりとめもない「不安」にかられるであろうし、また、手術のメスを連想して「メス恐怖」を募らせるであろう。

不安とは、自分の存在を保ち、確かめたいという要求に反する自分の内部の矛盾から出てくる気持ちで、対象がはっきりしていない、漠然とした怖れの感情、脅かされた気がかりな状態、情緒的混乱、心的矛盾感覚のきわみのことをいう。恐怖とは、特定の危険に対する反応を指す。

細かな恐怖感が集まって、漠然とした不安になる場合もあり、一般的な患者では、不安と恐怖とは重なり合った形で表現されることが多い。いずれにしても、その対応は患者を受け容れることに尽きる。「怖がってはいけませんよ」、「だらしがないわねえ」などと言ってはならない。

また、不安についても恐怖についても、それが強くなると病的になる。たとえば、尖端恐怖症、高所恐怖症、閉所恐怖症など、列挙すれば限りがない。病的な恐怖症については、専門書に譲ることにして、日常、誰にでもみられる程度の不安感や恐怖感と病的なものとの違いを見分ける目安は、次のようである。

① 現在の不安感、恐怖感に対するふさわしい理由がない。
② 言葉で表現できない。
③ 我慢できない。
④ その気持ちが簡単に消えない。

医療従事者で対応できる程度のものであるか、あるいは専門医に相談すべきであるかを判断しなければならない。

〈存在する本質的価値が脅かされたときに起こる不安〉

人間なら誰でも不安をもっている。アメリカの心理学者ロロ＝メイ（一九〇九〜一九九四）は、不安について次のように述べている。

「不安とは、その個人が、一個のパーソナリティーとして存在するうえに、本質的なものと思っているある価値が脅かされるときかもし出される気がかりである。」

その脅かされる主な対象とは、次のようなものである。

① 生命（健康に関するもの、病気、自分および自分以外の愛する人々をも含んでいる）
② 心理的なもの（自由の喪失、生きがいの喪失）
③ 自己の社会的存在
④ 自己の成長に伴う価値観の変更

人間が破局的状況に置かれた時の主観的経験が不安であり、必ず身体面の変化（動悸、胸をしめつけられる感じ、発汗、瞳孔散大など）を伴う。

〈病気に対する不安〉

患者のもつ不安の中では、健康と死に対する不安が一番強いであろう。そこで病気に対する不安についてもう少し詳しく考えてみたい。

体の病気についての不安は、特に心気症などの精神的障害がなくても、正常な人々にも普通に見られる。具体的には「重い病気にかかったのではないか」、「苦しむのではないか」、「身体障害が残るのではないか」などの他に、経済的損失、社会的存在を失う、家族との別離、人格の変化、死に対する不安などである。そして、自分以外の家族や愛する人が病気になった場合にも同様の不安を感じる。

特に日本人の死因の三割を占めるガン（悪性新生物）に対して不安を抱いている人が多い。病気によっては、ガンのように一般の健康な人々にも不安感を大きく抱かせるものと、そうでないものがある。また、最近ではエイズや肝炎などの例でも明らかなように、特定の病気に対する恐怖あるいは不安が、時代とともに変わることもわかる。

いずれにしても、入院してくる患者は、測り知れないほどの病気への大きな不安と、また不慣れな病院環境に対する漠然とした不安とをもっている。それぞれの患者で不安の度合に違いがあるから、聴くこと、観察することによって、患者の不安を的確にとらえなければならない。

〈外科手術にのぞむとき〉

外科手術はその情景を思い浮かべただけで、たいていの人が恐怖を募らせるであろう。手術は次の三点からいっても、大きな恐怖と不安とを伴うものである。

① 手術中の苦痛、麻酔覚醒後の苦痛の可能性

② 手術創が残る可能性や手術によって障害を受ける可能性

③ 死ぬ可能性

最も興味深い報告は、手術前の自己報告による不安度と、手術後の行動との相関関係についてであ

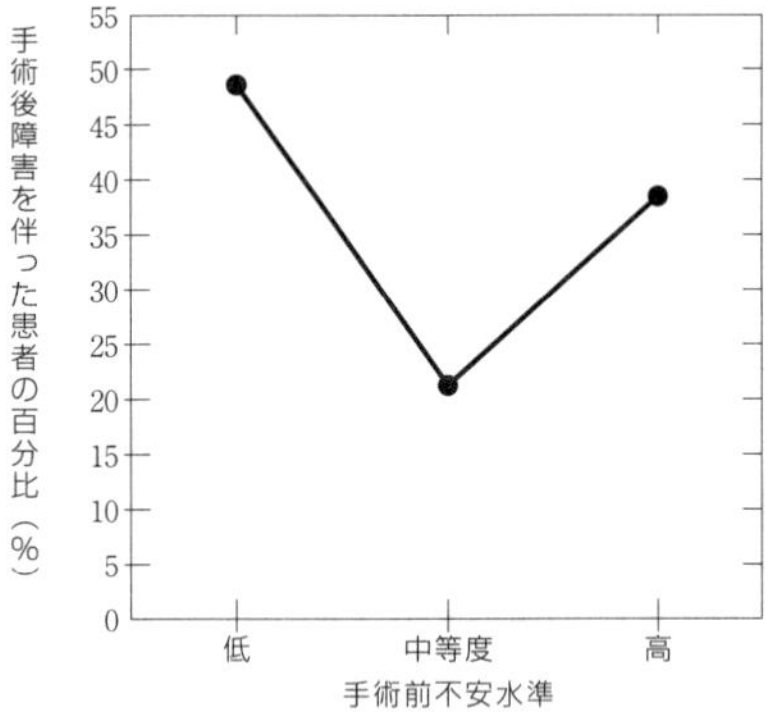

図 3-1　手術前不安水準の関数としての手術後の情動障害
（レヴィット著、西川好夫訳『不安の心理学』244 頁より転載）

る。高い不安や低い不安を表した人に比べ、中等度の不安を表した人は、手術後に急性の不安、抑うつ、および敵意といったような情動的症状を表すことが、かなり少なかった（図3－1）。

予期不安の低かった患者は、手術後に否定的反応を非現実的な表現で表している。つまり、手術後におこる苦痛、不快、不愉快な術後の処置は、医療者によって引きおこされたもので、自分におこるべくしておこったものとは思わない傾向がある。手術後におこる苦しみは、外科手術後には避けることのできない当然の結果だと思っていない。

また逆に、手術前不安の高い人は、「神経症的素質」がある人で、おそらく以前にも急性不安反応で悩んだことがあるだろう。手術後の高い不安は、「なにか永久的損傷を加えられたのではないか」とか、「なにか外科的処置に失敗があったのではないか」という恐れに関係しているらしい。

「中等度の手術前不安をもっている患者は、もともと情動的に安定している人々であるらしく、現実に対して、最も合理的な適応を表す」とジャニスは述べている。

手術前の不安の表れ方は、抑うつ感やイライラ感などの形をとることもあって、人によって千差万別である。それぞれが表現している不安の状態をそのまま受けとらずに、その人にとってどんな意味をもつ反応であるかを、冷静な目でくみとらなければならない。

アメリカの看護学者トラベルビー(一九二六〜一九七三)は『人間対人間の看護』の中で、次のように述べている(かっこ内は引用者。引用のため「看護婦」を使用)。

「看護婦(ナース)は、そこに関与している(患者)個人と一緒になって、この事情を探究しないかぎり、その人がいかに感じているか、何を感じているかを、自分は理解しているなどと、けっして思ってはならない。」(トラベルビー、長谷川浩・藤枝知子訳『人間対人間の看護』二九七頁)

患者が表す不安が手術の前後だけにとどまらないのは当然であろう。どんな状況においても、「個人と一緒になって探究」する姿勢が、患者の不安を知る基本的な構えである。

〈恐怖感〉

恐怖というのは普通は痛みとか、危険とか、あるいは自分の体が傷つけられることについて、または醜くなることを予期しての激しい恐れである。同じことを聞いたり、「自分に注意してくれ」と要求したり、あるいは「安心させてくれ」と頼んだりすることによって、恐怖があることがわかる。

他にも、顔色が青くなるとか、落ち着かずにそわそわする、深呼吸をする、筋肉がこわばって緊張する、胃が痛む、下痢をする、便秘をする、頭痛がする、などの生理的な変化によっても恐れがあることがわかる。恐れや不安があまりに強いと、エネルギーをそちらのほうへ取られてしまうので、病気に対して闘う力が弱くなってしまい、病気の進行を早める結果となる。したがって、不安が強くて、自我防衛力が強すぎる場合は、ガンなどの場合にも早く悪化する傾向がみられる。

また、恐れや不安は自分を守る力を壊してしまい、自我がバラバラになり防衛力が弱まるため、その患者は危険な状態になり、自死の可能性も出てくる。

恐れは、次の三つの方法によってコントロールできる。

① あらかじめ知識を与えておく。

② 患者を感情的に支持して支える。「そんなに心配しなくても大丈夫です」というような慰めが役立つ。

③ 抗不安薬を与えて薬の力によって恐れを弱める。

〈恐れを抱かせない〉

患者が恐れを抱く場面は、外科手術の前だけではない。普通なら行わないような検査を何回もされるとか、血圧を何回も測られるとか、胸に聴診器を当てたまま、いつまでも医師が考え込んでいるとか、そういう自分にとっては普通でない様子を示されると、「自分がガンだから詳しく調べているのではないか」、あるいは「血圧がいつもより高いので何回も測りにくるのではないか」と恐れの思いを抱くのである。

この場合には、何のためにそういう検査をしているかということをほんの一言伝えれば、患者は恐れを抱かなくなるものだ。

手術をする前に、手術後の経過（痛み、いつから動けるか、日常生活など）を一覧表で示して説明しておくと手術に対する恐れは軽減できる。

それから、腎透析とか輸血などの場合でも、新任のナースが扱っていると、何か操作を間違えて、死ぬようなことになるのではといった恐れを抱く。したがって、勤務交替をする時には、看護側の都合ばかりを考えないで、患者が安心するような人員の配置を考慮する必要がある。

そして、こういう恐れというのは、次の二種類の表現法をもっている。

① 恐れを隠すために、積極的に動き回ったり、はしゃぎ回ったりする。

② 恐れおののいて、閉じ込もってしまい、口もきかずに部屋の隅っこで小さくなっている。

胃カメラを飲むとか、気管支鏡を入れるなどの、決まりきった操作の場合には、あらかじめ「こういうふうにするのですよ」という説明をすれば、恐れが少なくなることはわかっているが、場合によってはは患者たちを集めて、検査を終わった患者と、これから受ける患者とで話し合ってもらうグループ療法なども効果がある。

怒り――抑えこんだ感情の行く先は

欲求不満がある場合には怒りが表れるのが普通である。人間は怒ると、口でそのことを表現する他に、大声を出したり、暴れ回ったりする。怒りを抑えつけてしまうよりは、なぜそういう怒りがおきたかということを探すのが大切である。怒りが爆発すると、周りの人たちをも引き込む可能性があるので、できればそういったことの兆候が見えた時に、あらかじめ手を打って、怒りの暴発を思いとどまらせるほうが本人のためにもいい。

ただ、口で怒りを表現した場合に、それが受け容れられ理解されると、普通はそれがカタルシスになって、患者にはいい影響を及ぼすことが多い。「物いはぬは腹ふくるるわざ」(『徒然草』)である。怒りを処理する方法としては、それを受け容れて、適当な情報を与えるというのが一つの解決法である。怒りというのは、病気の症状なのであるから、患者が怒ったとしても、それに巻き込まれて、こちらも怒るということがないように気を付けなければならない。

腎透析のような一回の治療時間が長く、しかも長期間にわたって治療を受けなければいけないような場合には、「何か間違ったことをされるのではないか」というような心配が積もり重なって、欲求不満がだんだんに大きくなり、怒りがたまってくる。こういう場合には、その怒りを外に発散させないと、それが内に込もってうつ状態になったり、他人にそれを投影して妄想を抱いたり、家族に八つ当たりをしたりすることがある。

敵意反応——一歩引いて気づきを待つ

患者の敵意反応（攻撃性）は、反対したり、自尊心を傷つけるようなことを言うことによって示される。一般に、病気になると人は子ども返りをして、未熟な行動を示す傾向があり、患者は自分が思ったとおりに事が運ばないと、いらいらしたり、不合理な要求をしたり、医療従事者の行動を批判するというようなことが多くなるが、これは患者が不安に陥ったり怒りっぽくなったことの表れである。

これに反応して、医療従事者の側が無意識に仕返しをするようなことになりかねない。それまでは非常によく患者を理解していたのに、そういう態度に出会うと、理解する態度が減って、より指示的になり、患者に情報や暗示を与えることにより患者を安心させたり、あるいは患者を批判したりするような傾向になりがちなので、用心しなければならない。

このように仕返しをして、両方で敵意をむき出しにすると、これは悪循環であって、治療に支障を来すようになる。病気が長引いたり、あるいは治療が効を奏さないような場合には、こんなことがおこりがちであるが、これが患者の不安とか、恐れの表れであることを理解して、仕返しをしたりしないことが大事である。

患者の敵意は、「なぜこういう治療をするのですか」とか、「あの薬はまったく効かなかった」とか、

「前の先生はとてもいい先生で、前の先生にもらった薬は一回で効いた」といった形で示される。

このような場合には、患者と論争したり、まともにぶつかったりすることを避けて、なるべく患者の言うことを聞く側にまわり、相づちをうったり、やまびこのように、同じ言葉を繰り返したりしながら、患者が自分で自分の敵意に気づくのを待つのがいい。

子どもが敵意や攻撃性を示した場合には、他人とか、あるいは他人のものを傷つけることを制限することがある。「あなたは私のことを嫌な奴だと思いたかったらそう思ってもいいけれど、叩いたりしてはいけないよ」というように教えてあげる。人間は、もし自分が相手を攻撃したいと思っていることを自分で認めると、攻撃しようという欲望は必ず少なくなるものである。だから患者の敵意に対して反発したりせずに、患者が示している敵意の意味を探り出し、真に患者を理解できるようにして、自分の攻撃性を反省することも必要である。

医療従事者からの敵意——患者と距離をおき、自分を見つめる

敵意は患者のほうからばかりではなくて、医療従事者側からもおきることが多い。患者が指示に従わなかったり、約束を守らなかったりすると、医療従事者側が攻撃的になりがちである。たとえば内服薬を与えるかわりに注射をして痛い目にあわせたり、痛むのに痛み止めを出さなかったり、行動で敵意を示すことがある。

また、病気とも思えないような軽い病気なのに、訴えが多いような患者に対して、医療従事者は、

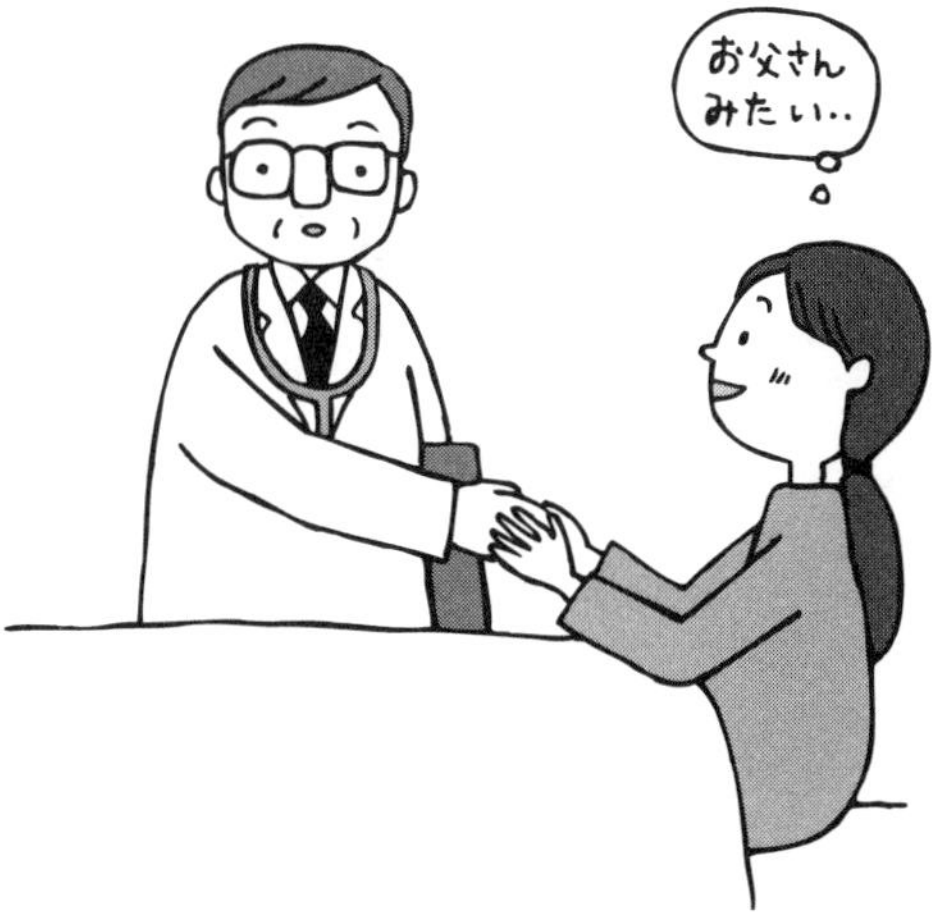

その大げさなことに反感を抱いて、ろくに治療もしないような場合がおきる。

生命科学者の柳澤桂子は十五年におよぶ自身の闘病体験を『認められぬ病――現代医療への根源的問い』（中公文庫）の中で「闘病生活をふり返ってみると、病気そのものの苦しみよりも、医療から受けた苦しみのほうがずっと大きかったと告白せざるをえない」とつづっている。

さらに知っておかなくてはならないのは、患者と治療者の間の転移現象である。これは患者の過去において、最も重要な影響を与えた人物（普通は両親）に対して抱いていた感情を治療者に向かって投影することである。たとえば父親を非常に憎んでいると、男性の医者に対して敵意を示すなどである。この敵意や攻撃的な場合を「陰性転移」というし、尊敬とか好意をもつという態度を示せば、それを「陽性転移」という。

したがって、患者に非常に愛されたり、好かれたりしても、それは別に患者が医療従事者に惚れ込んだということではなくて、ただ両親を大好きだったということの反映だと考えなければならない。

ところが、これと逆の、医療従事者を憎む陰性転移の場合には、単に「患者が母親を憎んでいるだけ」と見抜けない人がいる。その場合には、「自分が憎まれた」と誤解してその仕返しとして、今度は患者を憎む対抗転移という現象がおこる。陰性転移の場合には、患者が何回もナースなどを批判したり、とてもできそうもないことを期待したり、攻撃的になったりする。こういう患者に対しては、防衛的になったり、怒ったりしてはならない。こういうときは自分の権威を使うとか、高飛車な行動に出るとか、相手をけなすとかしないようにして、患者と距離をおくことが好ましい。それができないとお互いの敵意の悪循環になってしまう。このような患者を理解するように努めれば、患者の行動も自然に変化していくものである。

対抗転移の原因チェックリスト——ブラマーによる

対抗転移ではないかと感じた場合に、その原因を探るようなチェック・リストをアメリカの心理学者ブラマーたちは考えた。次にそれを示しておこう（ローレンス・M・ブラマー、対馬忠・対馬ユキ子訳『人間援助の心理学——新しい生きがいの探求』より）。

① 自分に同情してほしいとか、あるいは自分を守りたいという気持ちがあるために、その反映として、患者に同情し過ぎたり、患者を守り過ぎたりしていないだろうか。

② 患者に無関心でいたり、患者を拒否したり、患者に冷たいということは、患者と親しすぎる関係になることを恐れているからではないだろうか。

③ 自分を非常に重要な人物だと感じたいために、患者を自分に依存させ、自立を妨げていないだろうか。

④ 患者の要求を拒否することによって、優越感を味わおうとして自分の劣等感をカバーしようとしていないだろうか。

⑤ 患者が無作法だったり、感謝しなかったり、あるいは協力をしない場合に、怒ってしまうのは自分を偉く見せたいと思っているからではないだろうか。

⑥ 患者を大勢の人間の中の同じような一員として見ているのか、それとも独立したひとりの人格として見ているのだろうか。自分は患者に対して偏見をもっていないだろうか。

⑦ 患者に他の医療者と違う意見を述べた時、その人と競争しようという名誉心をもっているのではないだろうか。

⑧ 患者にきわめて楽観的なことを言ったり、安心させるようなことを軽々しく言う場合には、それによって自分自身を安心させるというような傾向がないだろうか。

⑨ 自分を売り込もうとして、求められもしない助言を患者にしたのではないだろうか。

⑩ 自分が知識を見せびらかそうとして、患者の言うことを聞くことよりも話すほうが多かったのではないだろうか。

これらの自己チェックリストによって、自分の行動を反省してみてはどうだろうか。

回避行動――死にゆく患者を避ける心理

ときに医療従事者は、いやな思いをしたくないので、死が迫っているような患者の側には、なるべく近寄らないようにしがちである。このような回避が表れると、患者は安心するどころか、孤立、あるいは孤独と寂しさとを味わうことになる。その結果、患者は死を受容することができず、非常に苦しんで死んでいくという結果になる。

患者ばかりでなしに、その家族とも会うのを避けるような傾向になって、しばしば面会の約束を忘れたりしてしまうことさえある。フロイトが言ったように、「忘れる」というのは、「避けたい」ということの無意識の表れである。回避行動は患者に信頼を失わせるだけである。出任せの気休めや慰めを一〇〇回言うよりも、一回でいいから患者の言うことをよく聞いてあげて、患者を尊敬し、患者を理解してあげれば、患者は自分で自分の問題の解決法を見出して、安心するものである。それには、確かな情報を与えることも必要である。この情報は嘘でないことが必要であり、患者が信頼する人から情報を与えられることが望ましい。

患者が非常な恐怖感をもっている時、たとえば手術の前などに泣きわめいて半狂乱状態になっている時には、言葉で説得をすることはむずかしい。子どもが注射をいやがって泣きわめいている時などに似ている。そういう場合には、言葉でなだめたりしようとしないで、母親が静かに腕を支えてやったりすれば、落ち着く場合がある。同じように、患者が信頼している人が横に付き添うだけで落ち着く場合もある。

死の看護の第一人者である故シスター寺本松野は、どんな時も死にゆく患者のそばにいき、寄り添い、話しかける看護をした(寺本松野『看護のなかの死』)。

有罪感――「病気という名の罰」?

有罪感とは、自分に罪があると思って、自らを責める感情をいう。患者の有罪感は、自分の責任を果たせない場合におきることが多い。たとえば、夫なら月給を稼げなくなったとか、主婦なら家事ができなくなった場合である。あるいは経済的な面で入院費など、家族に負担をかけてしまうとか、付き添ってもらって申しわけないという場合にも有罪感がおきる。

そこから、「病気という名の罰を受けている」と思い込む人もいる。また自分の健康な家族を見て、「自分だけがどうしてこんな病気になってしまったのだろう」と思い、怒りがおきた場合に、その反作用で有罪感を感じる場合がある。また、痛みがあっても、手足を使えなくても、我慢してしまうとか、あるいはほとんど訴えをしないといった形で有罪感を示すこともある。

また、こういう有罪感を病院に投影して、不満足な点や医療ミスを訴え続けたりするケースもある。さらに有罪感が強いと、時に患者はうつ状態に追い込まれることがある。腎移植や皮膚の移植を受けた患者が、それを与えてくれた人に対して有罪感をもつ場合もある。そういう患者に対しては、有罪感を受け容れて、理解をして認めてあげることが有罪感を減らすことになる。人工妊娠中絶で有罪感をもった人に対してはグループ療法が有効だという報告がある。

自尊心消失——不安定な性格の人は要注意

自尊心というのは、自分が自分に対する価値を認めることである。安定した人格の人の場合には、環境が変わったり病気になったりしても、自尊心が変化することは少ない。しかし不安定な性格の人は環境が変わったり病気になったりすると、自尊心が割合にもろく崩れる場合が多い。自尊心がしっかりしていると決断力が保たれるので、現実にうまく対応していける。

病気が長引いて依存性が増してくると、自尊心がだんだんに弱まっていって、なくなってしまうこともある。これは治療に協力しないという形で表現されることが多い。「自分は良くなっている」という感じがなくなってしまう場合もある。したがって、「具合はどうですか」と聞いた場合に、マイナスの面ばかりを訴えるような結果になる。病気と闘って積極的に治療に参加するというよりは、病気に負けてしまう形に陥りがちである。

うつ状態の場合にも自尊心がだんだん小さくなっていく場合が多い。怒りとか依存性、有罪感などに早めに対処しないと、自尊心消失につながることがある。

自分の体が傷つけられたという感じ――どのようにサポートできるか

病気になると、多かれ少なかれ自分の体を壊された、傷をつけられた、だめになった、という感じをもつ。脳出血によって半身不随になってしまったとか、交通事故で片足を失ってしまった、リウマチによって次第に手が動かなくなったというように、いろいろな場合が考えられる。また、片足を失ってしまった場合に、切断されたほうの足が実際にはないにもかかわらず、寝ていて足の先がかゆいという幻覚がおきることもある。

この場合にはどうすればいいかを、バーンスタインらは次のような五つの項目を挙げて対策を述べている。

① そういった患者の感じを受け容れてあげる。
② 患者が感じたことを遠慮なく口に出すように勧める。
③「あなたの感じはこういうふうなのですね」と患者の感じを反映させて言ってあげる。
④ そういった体の変化や予後について適切な情報を与えてあげる。
⑤ そういった状況が良くなるような感情的な支持を与える。

満足や喜びがなくなることによる欲求不満――「わがまま」の理由とは

人は病気になると、日常生活で味わっていた満足とか喜びを失う場合が多い。たとえばベッドに寝たきりになってしまう場合には、日課にしていた朝の散歩で鳥を見たり花を見たりする喜びもないし、仕事を精いっぱいやったという満足感もなくなってしまう。

そして、こうした喜びとか満足感というのは、「自分は幸福だな、健康に生きているな」という感じを形作るのに大きな役割を果たしているものである。したがって、こうした喜びがなくなってしまった患者に対しては、それに代わるものとして、本を読む、ゲームをする、テレビやDVDを見る、人と会う、などといった楽しみを持ってもらえるようにする必要がある。

「病気になると、わがままになる」と、よく言われるが、それは健康な時にはストレスによる歪みを何とか処理できたのに、病気になると処理できなくなって、人格の弱い面がもろに出てしまう傾向があるからなのだ。もちろん、人によって程度は違うが、そういう状況を理解する必要がある。

つまり、「あの患者は随分わがままだ」と見ないで、「あの患者は病気になったために自分をコントロールすることができなくて、わがままという面が出てしまったのだ」ととらえるようにする。

うつ状態——苦しんでいるのは自分だけではない

うつ状態がおきると、食欲がなくなり、不機嫌になったり、口数が非常に少なくなって引き込もりがちになるので、それとわかる。このうつ状態は体の病気とか、あるいは入院によって引きおこされたものなのか、それともその前からずっとそういう性格なのかを見分ける必要がある。以前からうつ状態があったかどうかは家族に聞けばわかることが多いが、身寄りがなくて一人で入院をしてきた場合には、家族から聞くことができない。入院が引き金になっておこったうつ状態ならば、割合に症状が軽く、しかも入院によって急激にそれが引きおこされる。また、自分のことを決定したり、身の回りのことをするのには特段の支障はないので見分けがつく。

うつ病の場合には、重ければ妄想があって、微小妄想とか無力妄想（「自分ほどばかはいない」「自分ほど能力がない人間はいない」「自分は世界一貧乏だ」など）をもっているのでわかる。

うつ状態が非常に重くなると、昏迷状態に陥って、ほとんど口もきかないし、反応もなくなるので、精神科の治療を要することがある。何か新しい治療が始まると、不安と軽いうつ状態がおこるのは普通の現象である。うつ状態がひどくなると、自死に追い込まれることがあるので注意しなければならない。腎透析の患者や腸を切除した患者などに、うつ状態がおきることが多い。出産後にうつ状態になることも多く、マタニティー・ブルーとも呼ばれ最近よく知られてきた。

このような場合には、同じような病気の人が集まった患者の団体（「何々友の会」といった）をつくって、お互いに励まし合ったり、情報を交換し合ったりすると効果がある。「この病気で苦しんでいるのは自分一人だけではないし、他の人はみんなうまく外界に適応している」と思うと励ましになる。

女性の場合には、子宮切除とか卵巣切除、乳房切除などの手術後に、自分の女性としての存在感を失ったと感じる場合にうつ状態に陥ることが多い。子宮切除の場合には、他の外科手術に比べて二・五倍もうつ状態がおこりやすいと言われている。また、何も手術を受けていない同年代の女性に比べると、子宮切除を受けた女性が精神科を受診するのは三倍の多さである。

ことに普段から夫との関係がうまくいっていない場合には、安定した結婚生活を送っている人に比べると六倍も多くなる。手術の前に、こうした夫婦間の感情問題をもよく話し合って解決するようにしておくと、術後にうつ状態がおこる比率が減る。

依存性——他人に頼りすぎる人、何でも自分で決める人

『岩波心理学小辞典』(宮城音弥編)によれば、依存性とは「他人に頼りたいと思い、接触し養われることに満足を感ずる傾向」である。

人が病気にかかり、病院という見ず知らずの環境に入院する時、自分以外の誰か他の人にすべてを託すことになる。自分自身のかけがえのない生命を直接に脅かしている病気を治療するために、患者は自分の一番大切なものを医療従事者に一時預けている状態である。入院するとは、まさに衣・食・住から心理的な内面までのすべてを、病院に預けている状態である。これが他者に「依存」した状態である。

医療従事者は「あの患者は依存的で問題である」と、批判する時などに簡単に「依存」という単語を使う。しかし患者は入院によって医療従事者にすべてをゆだねているのだから、依存的であるのは当然のことだとも考えられる。いずれにしても程度問題であろう。

人間というのは、乳児の時には両親に頼らない限りは全く生きていけない。その意味では依存性は元々あったのであるが、そういう依存性が小さい時に十分に満たされていないと、成人した後で、それが時々顔を出して依存的な人間になる。こういう人が病気になると、弱点が露呈されて、ひどく依存的な患者になる。

こういう人は、医療従事者の注意をずっと自分に引き付けておこうとしたり、サービスとかケアをひっきりなしに要求したりする。自分の身の回りのこともできないし、指示されても全然守れない場合もある。「自分のことは自分でしなさい」という指示に従わない態度によって、ごく消極的な抵抗をする患者もいる。

普段から独立的な人間で、自分でどんどん決めて先に立って行動するような人が病気になると、必要な依存性までも拒否して、何でも自分で行おうとしたりする。こういう人は医者の命令を無視して、自分の決定を重要視したりする。したがって、勝手に薬を飲むのを止めてしまったり、ひどい時には自分で退院を決めてしまったりすることもある。

愛着行動——病気だからこそ「愛されたい」「世話をされたい」

依存する関係の基本的なものは母と子の関係にみられ、患者の心理を理解するのによい参考になるので、すこし詳しく述べることにしたい。

母親と子どもの依存的な関係を「愛着行動」(attachment)と呼んだのは、ホスピタリズムを発見した英国の児童精神分析学者ジョン・ボウルビー(一九〇七〜一九九〇)である。

愛着行動は乳・幼児期にもっともよくみられ、年とともに減ってくるが、病気の時には退行現象によってこのような傾向がまた表れやすいので、患者の心理をさぐるよい手がかりになる。

人は生後九か月頃までに次第に愛着行動が発達してきて、三歳の終わり頃にはだんだん下火になる。乳・幼児期の愛着行動の対象者は一人または限られた少数の人々であり、ほとんどの場合は母親である。行動の中身は愛情を求めるためのものであるので、母親とのスキンシップやほめられること、可愛がられることを求める。

子どもは、愛着行動に対して満足すると安心して母親から離れて探索行動に出かけ、また母親のもとに戻ってくる。こうして、外部との接触を広げ、友人や知人をつくっていくのである。

生後一五か月から二歳六か月ぐらいの子どもの観察から、活発に探索行動に出かける子どもの母親を見ると、子どもを受け容れ、子どもに協力し、子どもを無視しない、という特徴をもっている。子どもの信号をいつも正しく受け止めて、速やかに適切に反応してあげる母親がいると、子どもは親密な接触を保ち続けながら、自由に、また自信をもって動き回ることができる。

したがって、親は子どもの愛着行動をよく理解し、子どもの愛着行動に直感的にすぐに気づき、満たしてやって、子どもの気持ちを満足させてあげなくてはならない。子どもが親に対して怒る理由は、愛情や世話が足りないことに対する欲求不満であり、子どもが不安を感じるのは親がいつまでも自分のそばにいてくれるかどうかを心配している時である。

全く同じことが、患者との間にも当てはまるといえよう。医療従事者の愛情が豊かだと、患者の不安は減って手術室へも安心して行くことができるのである。

患者は自分の発するいろいろなサインを、誰かに受け止めてもらいたいと思っているに違いない。

一人ひとりの患者を気にとめて、彼らが投げかけている愛着行動を認め、受け止めていく必要がある。過去に愛着の対象を失うといった不幸に出会った人や、愛着行動が満たされなかった人は、再び愛着の対象を失うのではないかという心配のあまりに、いつも不安な状態にいる。

こういう人は、「愛情を求める」気持ちや「自分を認めてもらいたい」という気持ちを無意識のうちにもっていて、それが入院後の態度に表れることがある。また逆に、他の人に頼ろうとしないで、自分だけで無理をしてでもやり遂げようという行動をとる人もいる。こういう人は、人に頼ると、また裏切られるのではないかと怖がっているのである。

また、医療従事者に対してひどく拒否的であったり、逆に、がんばりすぎと見られる患者もいる。いずれの人たちに対しても、その人が今、表現している行動の裏の意味を理解することが大切である。「愛されたい」とか「人から世話をされたい」という気持ちは、子どもばかりではなく大人にとっても必要なものである。ましてや病気の時にはなおさらそういう気持ちが強まる。

人間は、自分が無力な時、困難な時に、助けてくれそうな信頼のおける人が自分の周囲にいると一番安心するし、自分の本来の気持ちを表現することができる。ここでいう信頼できる人とは、「愛着対象」とボウルビーが呼んでいる人で、そばにいるだけで相手に安心を与えるのである。

要は、患者の依存という「愛着行動」を、どのような姿勢で受け止めればよいかということである。

依存性への対応——単なる甘えだとしても

依存性が強すぎる患者、あるいは弱すぎる患者、いずれの場合もそれにつられて、依存性を否定したり、攻撃したり、または助長したりするような行動をとってはならない。もし権威主義的（上にへつらい、下にいばる性格）な、あるいは母性的な医療従事者だと、そういった依存性を喜んで受け容れることがあり、その場合には、患者は自分のことも自分でできないような状態に陥ってしまう。

しかし、これらの患者の依存性を無視すると、それは患者の情動反応を引きおこして、治療に良くない影響を及ぼす。こういう依存性を示したならば、それを否定したり助長したりしないで、少しずつ患者の自主性ないし自立性を育てていくように努めることが好ましい。

患者が重症の場合には、すべての世話をしなければならないが、次第によくなってきたら、少しずつ自分で自分のことをするように仕向けるべきである。しかし「いつになったら、自分のことを自分でするのですか」というような言い方をすると、患者は怒ったり、不安になったり、あるいはうるさいと思ったりするので、上手に仕向ける必要がある。

そこで、現段階において、いろいろしてあげることが必要なのか、それとも患者が甘えから注意を引くために様々な要求をしているだけなのかを見分けて、適切な応対をしなければならない。

防衛機制——自我を守る心のしくみ

フロイトは精神分析の学説の中で、自我を守るための無意識の防衛反応を考えている。防衛反応というのは、自分にとって都合が悪いことがおこった場合に、自我が危うくされたり、自分を価値のないものにされることを恐れて、何とかして自分を守ろうとする無意識の反応である。次の七種類の反応がその主なものである。患者の心理をよく観察すると、しばしば認められることがある。

1. 抑圧

無意識の中へ、その考えを押しこめてしまっていることで、意識の面からは忘れたように見える。しかし、これは忘れたのではなくて蓋《ふた》をしているだけであるから、夢の中とか、あるいは自我意識が弱まった精神障害の場合などに蓋があいて昔抑えつけていた考えが出てくることが多い。たとえば親を非常に憎んで殺してしまいたいと思っても、親を殺すのは悪いことであるから、それはいけないというので抑圧してしまう。ところが、夢の中で親を殺したとなると、それが完全に忘れ去られたのではなくて、抑えつけられているだけだという証明である。

2. 合理化

たとえばある大学の入学試験を受けたが、合格できなかった時に、「あの大学はたいした大学じゃないから入れなくてちょうどよかった」というように考える。

3. 同一視

〈自我の拡大――摂取（とりこみ）〉

映画を見ている時にハラハラするのは自分がその映画の主人公と同じ気持ちになっているからで、

その人物が罠にはまりそうな場面を見ると、自分が罠にはまるような気がしてドキドキするのである。自我を拡大した同一視を「摂取（とりこみ）」と呼ぶ。たとえば野球でジャイアンツが勝って喜ぶ場合、そのこと自体は別に自分とは利害関係は何もないのであるが、ジャイアンツの選手が身内の選手、あるいは自分のような気がして勝つとうれしくなるのである。子どもは普通、親を自分と同一視して、親の考え方や感じ方、行動などをとりこむのであろう。

〈自己の縮小――投射〉

自己の縮小という形をとった同一視を「投射」と呼ぶ。たとえば自分が意地悪な場合に、それを認めたくないので、これを他人の精神のように考えて、他の人を「あの人は意地悪だ」と言いふらすような場合である。投射によって不安を軽くし、行動の動機を他人にぬりつけるのである。この投射は広い意味では普通の人にも見られるものであって、入試に合格して自分が愉快な時には世の中全体が明るく感じられるし、自分が惨めだと思う時には世の中も暗く見えるのである。

4. 逃避

これは逃げ出すことであって、病気への逃避がさしあたり一番問題になろう。本当は体は悪くないのに、胃が痛むような気がしたり、頭が痛くなるような気がして、もう起きられないと言って寝込んでしまう。すると、他の人は、あの人は病気だから仕方がないということで、見逃してくれたり、わがままを許してくれたりする。

5. 反動形成

たとえば子どもをひどく憎んでいる継母が、自分の感情を外に表したら大変だと思って、逆にべたべた可愛いがりに甘やかすような場合である。劣等感を克服しようとして虚勢をはったりするのもこのひとつである。

6. 代償と昇華《しょうか》

代償とは、似たもので我慢するということで、たとえば失恋した場合に、非常によく似た次の異性を恋人にするというのが代償である。昇華というのは、自分の願望とか欲求を芸術的活動や宗教的活動など社会的に価値があるものに置き換えることをいう。

7. 退行

精神的に幼児返りすることである。新しく弟や妹が生まれた場合に、幼児が寝小便をして赤ちゃん言葉を話し、自分も赤ちゃんになって可愛いがってもらおうとするのは退行の例である。

第4章 患者の相談への応じ方——カウンセリングの基本を知る

カウンセリングとは——患者との関わりにどう生かすか

ナースを含めて医療従事者が専門のカウンセラーとして働く機会は、日本ではまだ少ない。外来やベッドサイドで患者に話しかけたり、患者の話を聴いてあげたりはしていても、カウンセリング室で患者と一対一で向き合って話を聴くことはほとんどないだろう。かといって、医療従事者にカウンセリングについての知識が不要かといえば、そうとはいえない。

カウンセリングとは、援助を求めてくるクライエント（来談者）に対して、言語的または非言語的コミュニケーションをとおしての心理的相互作用によって、クライエントの行動や考え方の変容を試みる援助の方法（人間関係）である。〔ここで言う「援助」とはクライエントが自分本来の存在をそのままゆがめないで示すことができる対人関係の場を提供するという意味であり、何かを与えたり、してあげるという意味ではない〕

また、カウンセリングによりクライエントを援助するために心理療法家が行う様々な療法を心理療法と呼ぶ。クライエント（患者）の心の中に今まではせき止められて外に表れてこなかった力が動き出し、自分の行動や生き方を自分で決定でき、自分が直面する問題を自分で解決できるようにするための援助（治療）である。『広辞苑』（第6版、二〇〇八年）では「心理療法」と「精神療法」は同義として扱われている。ひとことでいうと、心理療法家（主に臨床心理士）が行うのが心理療法、精神科医が行うのが精神療法と思えばいい。精神科医が行うときにはクライエントは患者、援助は治療と呼びかえられる。

カウンセリングの科学的基礎をつくったのは、E・G・ウィリアムスンの『学生相談の行い方』（一九三〇）で、ラポール（カウンセラーとクライエントの温かい感情の交流、親和的・共感的関係）の確立、自己理解の啓発、行為の計画と助言、が必要だと述べた。C・R・ロジャーズ（一九〇二～一九八七）が『カウンセリングと精神療法』（一九四二）を発表してからは、非指示的なクライエント中心療法がカウンセリングの主流となった。これは、自己洞察と自己受容によりクライエントの精神的成長を促す方法である。

〈ロジャーズによるカウンセリングの三つの特徴〉

① 知的な面よりも情動的な面に迫ろうとする。

② 個人の過去よりも現在のその場の状況を強調しようとする。

③　カウンセリング経験そのものを変化としてとらえようとする。

医学では、医師が問診し、診察して診断を下し、治療方針を立て、与薬や手術をする。インフォームド・コンセント（説明と納得）の後ではあるが、患者は病気については医師に依存することが多い。しかし、カウンセリングでは、そこが違う。クライエントがカウンセラーにすべてを依存するのではなく、両者の関係がクライエントを変えていくのである。したがって、カウンセラーとクライエントの人間関係が重要になる。

クライエント――求めているのは「治療」ではなく単なる「援助」

カウンセリングでは「患者」という言葉を使わない。その代わりに「クライエント」という言葉を使う。クライエントは心理的、社会的問題をもち、それを解決するために援助を求めてカウンセラーのところに来た人のことをいう。

クライエントという言葉には「来談者」、「依頼人」、「対象者」といった訳語を当てることもあるが、誤解される恐れがあるので、現在では「クライエント」または「カウンセリー」（カウンセリングを受ける人）というカタカナを使うのが一般的になっている。

「患者」と呼ばずに「クライエント」と呼ぶのは、医学的な治療とは違って、クライエントが自分の問題に責任をもって、自分で解決していく力をもっていることが前提になっているからである。

また、カウンセリングの場面は「治療」という言葉を使わない。もし、治療と言うと、相手が病気であって、「正常ではない」という前提に立って、「正常にする」とか、「治す」という意味合いを含んでしまうからである。したがって「治療者」という言葉も使わずカウンセリングを行う人という意味の「カウンセラー」と呼ぶ。

しかし、この本の実践的な部分では、カウンセラーやクライエントという単語を使わず、医療の場を想定してあえて「医療従事者」「患者」という言葉に置き換えてある部分もある。

自分らしくないこと——強いられた「よい子」の仮面

現代人は、自分の本当の考えとか、思ったことを素直に表現すると社会的にかどが立つ場合が多いので、本心とは別のマスクをつけて、日常生活をまるで演劇のように、ある一定の役割を演じている。そうした役割を演じる本当ではない自分と、あるがままの自分の本心とは引き裂かれていて、いわば自己疎外がおこっている。小さい頃から、「いい子でいなさい」とか、「何々をしてはいけませんよ」としつけられて育っていて、青年時代には頼もしい青年でなければならず、社会人になればよい会社員というふうに、外から強制されている。

しかしながら、人間の本心というのは、そんなにいつも「よい子」でばかりいるわけにはいかないし、青年期でも頼もしくない自分、弱い自分、不安にかられる自分というのも一面ではもっている。しかし、それを出すことは許されない。自分の弱さとか不安定な面を他の人たちに気づかれないように仮面をつけて、「心の鎧《ヨロイ》」をまとっているのが現代人である。

したがって、本当の自分というのは何であるかということがわからなくなってしまい、自分が異邦人であるように感じている。

カウンセリングの目的――現実生活で自己実現できるようにすること

本当の自分を発見し、自分の人間性を回復していくこと、自己疎外からの回復がカウンセリングの目的である。カウンセラーがクライエントを治療してあげたり、困難な状況や条件を解決してあげることはカウンセリングではない。クライエントが今まで経験したことがほとんどなく、あるいは全くなかった対人関係の場、特殊な関係がカウンセラーとクライエントとの間に成立するようにカウンセラーが努力することをとおして、カウンセリングが行われる。

カウンセリングとは、カウンセラーとクライエントとの間の人間関係によって人間（人格構造）を変えていき、人格の調和的発達を目指し、成熟した人格（後述）の持ち主にすることである。

つまり、特定の問題を解決することではなくて、個人を成長させ、自立させ、満足できるような生活が送れるようにすることである。この「満足できる生活」というのは、問題のない生活という意味ではなく、統一された目標をもって、自信を抱いて問題に取り組んでいく生活という意味である。それによって、クライエントが現在および将来の問題に対して、より統合された方法で対処できるようにするのである。

冒頭でも触れたように、クライエントが自分の行動や生き方を自分で決定でき、自分が直面する問題を自分で解決できるように促すこと――それがカウンセリングの目的である。ひとことでいうならば、現実生活で自己実現（後述）できるように援助することが目的なのである。クライエントの自立性が増したとき、このカウンセリングは終わりに近づいているのである。

また、カウンセリングの目的を「治療」、「予防」、「開発」の三つの面に分けて考える人もいる。「治療」というのは、主観的な悩み、行動問題、症状などを解消すること、あるいは適応行動を新たに獲得させること、それからクライエントの悩みや行動問題の原因になっているような個人の内的な要因および環境の要因を取り除いて整備することである。

「予防」とはクライエントの行動問題が発生するのを予防することであり、「開発」というのはクライエントの自己実現を目指しての能力を開発して、より望ましい人格へと改めていくことである。

カウンセリングの種類――四〇もの流派が

言葉のやりとりや、非言語的表現（ボディ・ランゲージ）を使って行動を変えるカウンセリングには、生体エネルギー法、ゲシュタルト療法、サイコシンセシスなどをはじめ、およそ四〇ほどの流派がある。その主なものだけを表４－１に示しておく。

これらの中で、患者のベッドサイドや外来で使うのは、なんといってもやはりクライエント中心療法であろう。精神分析や実存主義的アプローチも知っていればそれに越したことはないが、実際にそ

表 4-1　主なカウンセリング理論と、その受動性と能動性

カウンセリング理論	能・受動性
1．クライエント中心療法	受動性
2．特性・因子理論	↑
3．精神分析	｜
4．交流分析	｜
5．行動療法	｜
6．ゲシュタルト療法	｜
7．論理療法	↓
8．実存主義的アプローチ	能動性

（國分康孝『カウンセリング・ワークブック』222 頁より引用）

れらを日常的に使うことはきわめて少ないに違いない。

したがって、この章では、「カウンセリング」という新しい理論体系をうちたてたパイオニアでもあるロジャーズのクライエント中心療法の紹介に主眼をおいた。

実存的カウンセリング——人生の意味を見出すために

発達心理学者シャーロッテ・ビューラー（一八九三〜一九七四）の『心理療法における価値』によると、心理療法の発達は次の三期に分かれる。

① 能動的な技法の時期
② クライエントの価値観には中立な立場をとる時期
③ 実存的不安（無意味感、無価値観、虚無感、無関心など）に対し価値観をもって対処する時期

こうして、現在のカウンセリングは、人間学的・実存心理学的立場に立たざるをえないと上智大学カウンセリング研究所の創設者である故小林純一は考えた。その立場でのカウンセリングは「自己の

存在（実存）に気づき、これに責任をもってこたえていけるように援助する」ことになる。

小林純一は、これを次のように具体的に示している。

① 個人を援助して、彼が彼自身の存在に気づき、かくして、自分自身、自分の可能性、他者および現実界に対する関係をよりよく知覚できるようにすることである。すなわち、個人がよりよく自己を知覚して、抑圧された経験や歪曲された経験などから自己自身を解放し、これによって、彼は、㋑出現し、生成し、真実の体験を生きることができ、㋺他者との出会いを改善し、㋩自分自身および自分のおかれた情況の限界を超越する──ことができるようになる。個人は自分自身に対して責任をとることができるようになる。

② 個人が自分自身の実存の意味を経験するように援助する。すなわち、自己の人生における個人的な意味を見出し、これを追究する責任をとっていけるように援助する。恐怖や不安に脅かされても自己防衛に陥ることなく、これらを克服して、勇気をもって自己をかけていく（成長の選択）。

（小林純一『カウンセリング序説』一一二〜一一三頁）

カウンセリングの前提──「成長仮説」と「自己実現傾向」

カウンセリングが成り立つためには、「ほとんどの個人に、成長への力、独立して自立していく力、自己実現に向かう傾向が存在し、それが治療への唯一の動機づけとなって働く」という「成長仮説」

が前提になっている。

自己実現とは、できるだけ自分の能力を伸ばすように促す生体内の動機づけ因子を指す。クライエントは、現在こそ、悩んだり、考えあぐねたりしているにしても、必ず自分で自分の道を発見できるほどの内部に潜んでいる可能性、つまり健康な成長力をもっているし、それを自分で伸ばしていくことができ、自分の行動や生活に責任をもつ能力があり、人間として尊重される権利がある、ということを信じる人間観がなければ、カウンセリングは成立しない。こうした考え方を「実現傾向」(または「自己実現への傾向」)と呼び、これは対人関係の中で初めて解放されるものだと考えられている。

ロジャーズは、次のように言っている。

「どの生体にも、それ自体を維持し、もしできればそれ自体を高め、幸いにそれ自体を再生産するという傾向がある。成長に向かう基本的な傾向、生体の維持と向上に向かう基本的な傾向がすべての動機づけの中核的な側面である。これらのうちのいくつかは達成欲求だといってよいだろうし、そこで、これはおそらく性的動因その他につながっているといってよいだろう。」

ロジャーズの哲学は、クライエントのありようを強化しようとすることであって、クライエントは自らの人生を預かっているのであり、クライエントからその能力を奪ったり、あるいは、その機会を取り上げようということではない。

〈人間存在の五つの在り方〉

① 成長し、変化発達し続ける存在である。
② 一人ひとりかけがえのない独自な存在である。
③ 自分で考えたり行動したりする主体性をもつ存在である。
④ 相反するような両面価値をもつ存在である。
⑤ 相互に影響し合う存在である。

このような人間の在り方を理解しておいて、相手のあるがままの姿をとらえて初めて、本当のカウンセリングが成り立つ。

患者自身の成長力——人間的な成熟を見守っていればよい

医療の場での患者の生活を指導すべき人は、医療従事者ではなく患者自身であるとロジャーズは考えた。

したがって、ロジャーズの方法は、患者のありようを強化することにほかならない。患者は自分の人生を自分で預かっているのだから、他者が患者からその能力を奪ったり、あるいはその機会を取り上げたりしてはならない。そして、医療従事者は、患者に自分の感情を一方的に押しつけるのではなくて、自分の個人の感情として表現することだけが許される。

こうして、人間学的な心理療法では、医療従事者とのかかわり合いによって患者の内に自然にできてくる人間的な成熟をかもし出すようにし、医療従事者もまた動かされながら、静かに温かくその成熟を見つめてあげることを重視する。だから、医療従事者側がああしよう、こうしよう、と操ることを固く戒めており、人間は「出会い」によって初めて本当の人間になるのだということを患者に悟らせる点に特徴がある。

これでわかるように、カウンセラーは人間の内にある気高いものへの尊敬とか、人間が生まれつきもっている生産性と発展性への期待、人格が自ら成熟してくるということへの期待、それから、犠牲的に己をむなしくする謙虚さ、そういった諸々のものを併せもっていなければ、心理療法というものは成功しない。

ブーバーも『我と汝』のあとがきで心理療法に触れていて、およそ次のようなことを書いている。

「クライエントの無意識を分析して病因を見出し、これを明るみにもち出して、クライエントのエネルギーを生の活動に向かわせるだけでは十分でない。クライエントの萎縮した人格中枢を回復させるには、クライエントの魂の中に埋まってしまい見えにくくなっている統一性を探り当てなければならない。それをなしとげるためには、クライエントを一つの対象として観察するだけではだめで、人格と人格とが向かい合う態度が必要である。クライエントを一つの人格として世界と和解させ、カウンセラーはクライエントの立場に立って、治療効果をも考えるべきである。」

自分を知る——自分についての考えが変わると行動も変わる

自分についての考え方とか、あるいは現実をどう受け止めるかという患者（クライエント）の考えに変化がおこると、初めて行動が変化するということをロジャーズは発見した。

自分自身のことがよくわかり、自分の長所と、短所をよく見つめることができるようになれば、自分についての考えをまとめることができるようになる。この考えがまとまると、その結果として、行動の変化がおこるのである。

「カウンセリングは、クライエントにとっては『自分が何者であり、だれであるのか』を探求するプロセスであり、カウンセラーはこのプロセスをクライエントと共に生きようとする」

と、小林純一は述べている。

ロジャーズは、次のように言っている。

「カウンセリングや精神療法で我々がやっているのは、個人が自分の経験していることを意識できるように、自己と経験の適合性を高めてやることです。つまり、あまりに防衛的でなくなるようにするのです。彼は自分自身の概念を変えるかもしれないようなものすら、意識することができるようになり、これらを自分についての経験という、まとまりのある全体（ゲシュタルト）として体系づけることができるようになります。」

あるがままの自分を「受容」する手助け――相手の自己表現を引き出すには

ここで、「自分は有能だ」と信じている人が入試に失敗した場合を考えてみよう。もし、「自分は非常に有能だ」という考えだけをもっていて、経験を無視すれば、自分を入学させてくれなかった学校に対する怒りが爆発し、非行に走ったりするかもしれない。もし経験だけを重要視して、「自分は入試に失敗してしまった」という考えだけが優勢になれば、「自分は非常に能力がない駄目な人間だ」と感じて、劣等感のかたまりになってしまうかもしれない。

「自分は有能な人間であるが、入学試験の時にこれこれの点で失敗をした。自分は入試に落ちて入学できなかったけれども、完全に無能ではないのだから、もう一回こういう点を改めて再受験すれば受かるだけの能力はある人間だ」というように、本当の自分の在り方というのを、統合された形で受け容れることが大切である。

この例にあるように、「自分は非常に有能であるという考え方」と、「全く無能だったという経験」(入試に失敗した経験)とが一つにまとめあげられて、統合された自分についての考えができあがるならば、そしてそれを自分が受け容れることができるならば、自分がもっている問題に対して効果的に対処することができるようになる。つまり、「自己不一致(後述)を自己一致へと改める」のがカウンセリングの目的である。

患者が、自分が無価値であるとか、異常であるとかいうことをくどくどと証明することがなくなれば、自分というものをもう少し気楽に考えて、自分をはっきり見つめることができ、そして自分の中にさらに積極的な特質を見出すことができるようになる。

このように、自分についての考えを患者がまとめあげるためには、患者のもっている自分についての考え方を「あなたの考え方は間違っている」とか、「そんな考え方をしているから駄目なんだ」といって攻撃したりしないで、患者が自分についての考え方に自ら焦点を合わすことができるように援助する。そして脅威や攻撃を感じているときには、患者が採用することを拒んでいた知覚を患者が改めて採り入れて、それをまとめ直して、自分についての考えを修正し、本当のあるがままの自分というものを受け容れるように手助けすることが大切である。

「受容」には、相手を受け容れるという意味だけでなく、自分を受け容れる「自己受容」という意味もある。これは、他の人との人間関係をとおして、現実の自分というものを知覚することを学びとり、過ちとか欠点をもって生きている、そうしたありのままの自分を受け容れるということである。

そのためには、資料や情報を豊かにもっているとか、正確に判断するとか、生活史をよく理解しているとかということよりは、むしろ誠実さ、温かさ、受容、敏感かつ共感的な理解によって、患者が安心して自己表現をできるような雰囲気を作り出すことが大切なのである。

聴くこと――「モモのところに行ってごらん！」

精神分析学者フロム＝ライヒマン（一八八九～一九五七）は「心理療法家は聴くことができなければならぬ」と述べている。カウンセリングでは、相手の話を積極的に聴く（アクティブ・リスニング）という姿勢が基本にある。言葉を発している患者の感情、思考、態度、すべてを含むその人の在り方、在りよう、全存在に耳を傾けなければならない。沈黙でさえも何かを伝えているのだ。

積極的に相手とのかかわりをもちながら聴く他に、積極的に語る場合もある。自分の感情を率直に自由に示し、相手への自分の「今ここで」の透明で真実な感じ方を伝達することが、患者の自己開示や自己提示を促すことになる。医療従事者は許容性とかしなやかさをもちながら、患者に相対しなければならない。また、相手の話を聴いていると、相手の内的世界を私がすでにわかっているという気になりがちであるから自戒しなければならない。よく聴いてあげることが患者の自己開示につながることを、ミヒャエル・エンデの『モモ』に出てくる次の文がよく示している。

「モモのところには、いれかわりたちかわり、みんながたずねて来ました。いつでもだれかがモモのそばにすわって、なにかいっしょうけんめいに話しこんでいます。用事があってもたずねて来られないという人は、じぶんの家に来てほしいと迎《むか》えを出しました。そしてモモが役に立つことをまだ知らない人がいると、みんなはこう言ってあげたものです。『モモのところに行ってごらん！』

（中略）

小さなモモにできたこと、それはほかでもありません、あいての話を聞くことでした。なあんだ、そんなこと、とみなさんは言うでしょうね。話を聞くなんて、だれにだってできるじゃないかって。

でもそれはまちがいです。ほんとうに聞くことのできる人は、めったにいないものです。そしてこの点でモモは、それこそほかには例《れい》のないすばらしい才能《さいのう》をもっていたのです。

モモに話を聞いてもらっていると、ばかな人にもきゅうにまともな考えがうかんできます。モモがそういう考えを引き出すようなことを言ったり質問《しつもん》したりした、というわけではないのです。彼女《かのじょ》はただじっとすわって、注意ぶかく聞いているだけです。その大きな黒い目は、あいてをじっと見つめています。するとあいてには、じぶんのどこにそんなものがひそんでいたかとおどろくような考えが、すうっとうかびあがってくるのです。

モモに話を聞いてもらっていると、どうしてよいかわからずに思いまよっていた人は、きゅうにじぶんの意志《いし》がはっきりしてきます。ひっこみ思案《じあん》の人には、きゅうに目のまえがひらけ、勇気《ゆうき》が出てきます。不幸《ふこう》な人、なやみのある人には、希望《きぼう》とあかるさがわいてきます。たとえば、こう考えている人がいたとします。おれの人生は失敗《しっぱい》で、なんの意味《いみ》もない、おれはなん千万もの人間の中のケチな一人で、死んだところでこわれたつぼとおんなじだ、べつのつぼがすぐにおれの場所をふさぐだけさ、生きていようと死んでしまおうと、どうってちがいはありゃしない。

この人がモモのところに出かけていって、その考えをうちあけたとします。するとしゃべっているうちに、ふしぎなことにじぶんがまちがっていたことがわかってくるのです。いや、おれはおれなんだ、世界じゅうの人間の中で、おれという人間はひとりしかいない、だからおれはおれなりに、この世の中でたいせつな存在《そんざい》なんだ。

こういうふうにモモは人の話が聞けたのです!」(エンデ、大島かおり訳『モモ』二〇〜二三頁)

クライエント中心療法——個人の可能性を信じる手法

クライエント中心療法(client-centered therapy)は、アメリカの心理学者ロジャーズが提唱した、カウンセリングの方法の一つである。著書『カウンセリングと精神療法』(一九四二)で、クライエントに指示的・能動的に働きかけるそれまでのカウンセリングを彼が批判して、逆に、クライエントがもつ成長への動機づけを信じ、これをカウンセラーの非指示的な態度により開放させるのが最も有効で望ましい方法であると主張したのが初めであった。

つまり、よりいっそう充実した満足のいく生活を目指して、建設的に変化し、発展する個人の可能性を信じるということが、非指示的療法の根本の考え方である。

彼は自伝の中で、次のように書いている。

「解決できるのはクライエント自身である。何が傷つき、どの方向に行くべきか、どんな問題が決定的なのか、どんな経験が深く隠されているかなどを知っているのはクライエント自身だけである。」

したがって、カウンセラーがクライエントを治してあげるのではなくて、カウンセラーとクライエントとの関係を通じてクライエント自身が自分を治す、その方向を見出すのをカウンセラーは手助けをするだけであるというのが、クライエント中心療法の基本的な考え方である。

クライエント中心療法の目的は、クライエント自身が自分の不適応の原因についての診断をし、その診断を経験し、受容することができるようになるためのいろいろな条件をカウンセラーが準備してあげることにある。

〈カウンセラーに必要な三条件〉

非指示的な面接法を中心にしたこの技法は、一九五一年からカウンセラーの面接態度をいっそう重視する色彩が強められ、ロジャーズの『治療変化に必要かつ十分な諸条件』（一九五七）では、個人的成長を促すための、カウンセラーに必要な条件は次の三つだと述べている。

① 真実性［自己一致］――カウンセラーが自由に自己の姿を解放開示すること。

② 無条件の肯定的尊重――人間としてのクライエントに何の条件もつけることなく、ありのままのクライエントを尊重し、受容する。

③　感情移入的理解［共感的理解］――カウンセラーがクライエントの感情になりきって、その心情を理解する。

つまり、カウンセラーの態度と自己開示が有効なのである。けっして技巧が効くわけではない。一九五八年頃からは、精神療法で主な役割を果たすのは、全有機体的な過程としての感情の流れへの個人のかかわり方であるとされるようになった（体験過程療法）。この感情の流れは、個人に気づかれてはいるものの、それがありのままに象徴化（言語化）されることは稀である。ロジャーズは、このクライエント中心療法を後に人間中心療法（person-centered therapy）と改称した。

この療法のメカニズムを、ロジャーズは簡単にこう述べている。

「カウンセラーが、自己一致・積極的尊重・感情移入的理解という態度を示すと、クライエントが精神的に成長する。人間の『自己実現』の傾向にカウンセラーとの人間関係が働きかけるからである。」

この言葉の意味を、次に詳しく解説していこう。

非指示的方法――診断しない、助言しない、解釈しないカウンセリングの中でも、最も広く行われているクライエント中心療法の特色は非指示的方法(non-directive method)にある。その要点は、診断してはならない、助言をしてはならない、解釈してはならない、ということである。なぜなら、忠告とか、指示や激励、命令などによってクライエントを真の意味で自己実現（後述）させることはできないからである。

非指示的方法、つまり「何事も指示しない」ということをさらに具体的に示せば、次の六項になる。

① 命令、禁止、説得、戒め、再保障、勇気づけ、忠告などをしない。
② 行動を指示したり、知的に解釈することが有効とは考えない。
③ 知的な内容よりも感情に応答する。
④ 回答とか助言を要求するクライエントには回答しない。その代わりに、質問したい気持ちを受容してあげ、自分で探究させる。
⑤ 指示をするよりはクライエントが感情を表すのを受容する。
⑥ クライエントを批判したり指図したりしない。

医療の現場で指示的な方法をとる背景には、「医療従事者のほうが患者よりも優れている」、そして「患者は自分の目標を選択するほどの責任をとてもとれないだろう」という考えが潜んでいる。指示的方法をとると、患者は依存的傾向を強め、自分の行動を自分で決めるという人間らしさを失う結果に陥りやすい。

ところが、非指示的な方法では、患者は人生目標を自分で選択する権利があるのだという考えが基になっている。つまり、心理的に自立していて、自分の心理的な統合性を保つというすべての人間の権利に価値をおいている。

「家族が自分の病気をさっぱり心配してくれないし、看病もしてくれないし、温かく扱ってくれない」ということをこぼす患者がいた場合、どのように応答すべきだろうか。

●言ってはいけないこと

「そういう家族はいけませんね」

「そんな家族に囲まれてあなたはかわいそうですね」

「もっと家族を教育しなければいけませんね」

「家族がそんな態度なら家を出ればいいじゃないですか」

●非指示的実例

「あなたは、ご家族があなたの病気を少しも心配してくれないと思っているのですね」

「あなたは家族が病気のことに全然理解がなくて、温かく扱ってくれないと思っているんですね」

「家族が温かく関心をもって看病をしてくれるといいなと思っているのですね」

面接での応答のポイント——患者こそ最良の案内人

カウンセリングの実際の面接場面では、次のようなことが必要になる。

① 自由に表現すること。患者は葛藤の中心になっている考え方や態度、感情、それから衝動などをあらわにしなければならない。それを表現しやすくしてあげる。

② 患者こそ最良の案内人である。二つのうちどちらにするかを決める場合に、どちらに決めたほうが良いかということは患者にしかわからないことであり、医療従事者がそれを選択することはできない。

③ 患者の表現に注意して応答するようにする。患者が示している態度や感情を認めたということを、医療従事者は表現しなければならない。

そして、患者との面接を方向づけしないような中立的な応答をする必要がある。患者がもっている感情を明らかにしてあげ、患者に「自分は理解されている」と思わせるような応答をしなければならない。

カウンセラーの態度——欠かせない四つの条件

カウンセリングには四つの条件が必要である。つまり、

① 自己一致
② 無条件の肯定的尊重
③ 感情移入的理解

④　受容

である。

医療従事者の発言には、この四つが表れていなければならない。これが揃えば、必ず患者の中に変化がおこり、建設的な人格発達が始まる。

〈自己一致〉

①の「自己一致」というのは、仮面をつけた役割的な自分ではなくて、あるがままの自分をさらけだすということである。つまり、自分の内的な体験と、自分を表すこととの間にズレがなくて一致していることを意味している。

それには、まず医療従事者が自分自身をよく理解している必要がある。患者は医療従事者の態度にきわめて敏感なものであって、口に出している言葉と、心の中の本当の考えとが一致していない場合には、すぐにそうした嘘を見破ってしまう。したがって、純粋性と自己一致ということが非常に重要になってくる。

〈無条件の肯定的尊重〉

②の「無条件の肯定的尊重」というのは、社会で通用しているような価値観を全く無視して、患者を独自の価値をもった独立した一人の人間として無条件に尊重することである。たとえば、患者が泥

棒をしたとしても、社会的には悪いことと見なされるが、カウンセリングの場合には、その患者を非難したり、悪人だと見なしたりしない。

一人ひとりの人間のもつ重み、そのかけがえのなさを十分に認識していなければならない。患者に対する応答、態度、言葉の調子などの中に、自分の価値観を示してはならない。医療従事者が好む自分の枠組みの中に患者を拘束してはならず、患者自身の感情や行動を体験させねばならない。

患者が語る一つひとつの言葉の重さと、それに込められている患者独自の感情を受け止めようという姿勢が大切である。つまり、個人の価値や意義に対する態度が重要である。そして、あくまでも患者の自己指示の能力を信頼しなければならない。

その人の人生を決めるのは患者自身であるということを感じとっていなければならず、個人が誤った生き方をした場合に、「医療従事者が導くのが当然だ」などと思ってはならない。

〈感情移入的理解〉

③の「感情移入的理解」というのは、患者が表す感情に込められている暗黙の意味を感じとって、それに反応していくことであり、患者の身になって、患者が眺めているその世界に一緒に住むことによって、患者の世界そのままを感じようとする。そこでは、相手の体験が自分の体験のようにリアルに感じられて、相手を自分とは別のものと感じることはない。

その個人にとっての現実というものは、自分が知覚している世界であって、自分の外側にある事実というのは、その個人にとって、自分は意義があると思って経験する場合だけに意味をもっている。したがって、その個人がどのように周りの世界を知覚しているかということを知らなければその人間を理解できない。

「一人ひとりの個人は、例外なしに自分が中心であるところの絶え間なく変化している経験の世界に存在している」と、ロジャーズは述べている(『全集』第8巻)。この一人ひとりの私的な世界は、「現象の場」とか、「経験の場」と呼ばれる。

感情移入的理解は、患者の情動に巻き込まれてしまうことと同じではない。感情移入的な同一化というのは、患者の嫌悪とか希望とか恐怖を知覚してはいるけれど、それに巻き込まれて、同じような恐怖などを経験することではない。

このように感情を移入して、理解したことを正確に患者に伝達することが、二人の間のコミュニケーションを高める。このことは患者が感じている情動を患者自身が認めることの助けになる。単に敏感であるとか、繊細であるだけでは、患者に信頼を与える関係を作ることはできない。相手の枠組みに参加して、そこに関与できる心の広さと、柔軟さとを備えていなければならない。

患者は、他のどの場面よりも自分が理解されていると感じ、自分についての検討や探究を安心して、また喜んで進めようとするようになる。患者のもつ私的な世界である「現象の場」をよりいっそう共有できるようになる。患者は防衛する必要を次第に感じなくなって、自己理解が進んでいく。感情移入には、認知的な要素と情動的な要素との二つがある。

認知的な要素――心理的な理解
情動的な要素――共に感じようとする感情的なもの

「他の人と違ってあなたは初めて私のことをわかってくれました」と言って急に泣き出す患者が時々いる。きっと、深い深い井戸の底に落ちて、もう助からないと思っていた人が、スルスルと降りてきた救援ロープを見た時のような気分になるのだろう。自分が理解されたと思った時、そこには医療従事者と患者との出会いが確立したのである。

その出会いを通じて、患者は自分の人格の根底からゆり動かされ、それが病気を治すキッカケになる。二人の人間がしみじみ心から語り合って、お互いの魂に触れ合うという出会いがなければすべて

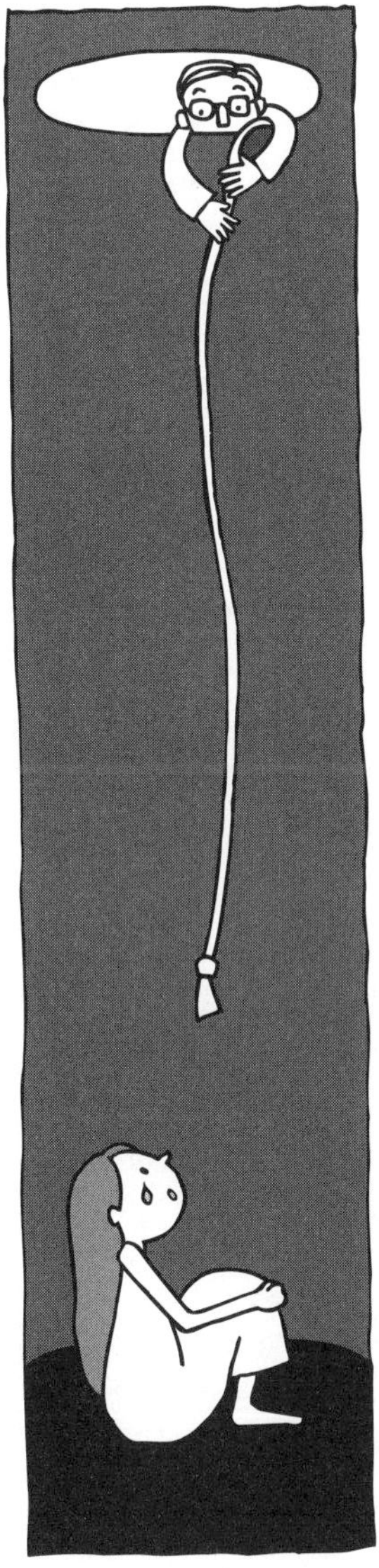

の療法は意味がない。他人の存在に出会うと、私たちは不安を抱いたり喜んだり、いずれにしても心を揺り動かされるものである。つまり、患者の世界が癒される場合には、医療従事者自身も揺り動かされて癒されるのだ。カウンセリングが素晴らしい効果を発揮し、効き目が出るのはこういう面においてであって、その際にきっと患者の個人的な成長が促されるのであろう。

〈受容〉

④の「受容」とは、患者のありのままを受け容れることである。患者を道徳的に駄目な人だ、というような判断を下さないで、患者のあるがままを受け容れることが必要であり、患者の問題を現実のものとして受け容れ、叱ったり、批判したりすることのない問題として受け容れ、理解と援助を求めている問題として受け容れる。

相手を人格的に非難したり、判断したり、批判したり、評価したりしないで、長所も短所もすべてを含めて、独立した人間として、そのあるがままを認識することである。つまり、受容というのは、患者を一人の人格として重んじるという意味であり、患者を一人の個人として、葛藤や不一致、良い点や悪い点などをもった人間として、そのあるがままの彼（女）を愛と温かさをもって受け容れるという態度である。相手を価値ある人格として、患者を積極的に尊敬、尊重する姿勢である。

患者が、「私はあなたから受け容れられ、わかってもらっているという確信があります」という気持ちを体験している時に、受容がおこっているのだともいえよう。受容されているということを患者が認めれば、患者は安らぎと満足とを見出すだけでなしに、心を開いて語るようになり、彼（女）は自発的に成長の過程を生きていくことができるようになる。

受容は、同情とか承認とかいうこととは意味が違う。受容というのは、積極的関心、あるいは無条件の関心をもつ態度である。ただ受身であって、非積極的に振舞い、干渉しなければいいのだろうと考えるのは間違いである。もしも、受身で患者の感情を冷ややかに眺めているだけのように見えると、患者はそれを、「私の担当の看護師は私に無関心だ」とか、「私を拒否している」と受け取ってしまう。受容することは、受身であるとか関心がないということではない。

それから、干渉しないという態度は、患者を「価値がない人間だ」と見なしている証拠だと患者に誤解されてしまう。したがって、単に自動的に患者の話を「フン、フン」と聞き流しているだけで、全く積極性を示さないと、患者が失望することになる。受容的、許容的、感情移入的、非脅威的な雰囲気の中で積極性を示さなければならない。

非指示的ではあっても、患者に対する積極的な関心があるということを伝えなければならない。カウンセリングの目的は、人格構造を変えるのを援助することにあるので、そのためにはまず最初に患者が今もっている人格構造を、いったんあるがままに受け容れるというところから始めるのである。

患者の内部にあるものに対して、温かくて積極的かつ受容的な態度を示されていることを患者が経験すればするほど、患者は成長し、変化する。この受容の考えのもとには、次のような基本的な人間観が前提になっている。

①　人間というのは自分を知ることができる存在である。
②　人間は自由と責任を生きる独立した人格的存在である。
③　人間は他の人との人格的相互関係をとおしてのみ人間として成長することができる存在である。

人格的相互関係は、自由と責任を生きる「独立した人格と人格との相互依存関係」であるから、医療従事者と患者とは対等の人間であって、上下の差別なしに、両者は相互に相手を受容して、初めてカウンセリングが効果的になる。もし相互の受容関係がなければ、信頼関係も人間関係も継続せず、カウンセリングというものは成り立たない。

洞察――新しい知覚の誕生

カウンセラーがカウンセリングを行っていくにつれて、クライエントに洞察力が養われてくる。これは本質的に新しい知覚の仕方である。その結果、次のようなことがおこってくる。

①　様々な事実を新しい関係の中で見ることができるようになる。
②　自己を受容できるようになる。自分には受容できない衝動と、それまで自分が考えていた自己との間の関係を知覚し、そうした衝動を自分の一部として許すことができるようになる。
③　よりいっそう満足できるような目標を自分自身で積極的に選びとることができるようになる。
④　そうした選択を実行するという行動をとることができるようになる。

【非指示的カウンセリングへの批判】

ロジャーズの非指示的な療法に対する批判もないわけではない。精神医学者ソーンは、次の八点を挙げて批判している。

① 事例史のとり方が不十分である。
② クライエントの自己評価をそのまま受け取ってしまって、周囲の人から確認をとっていない。
③ 治療法を柔軟に利用すべきなのに、かたくなに非指示的な療法だけを採用している。
④ クライエントとの接触が表面的である。
⑤ クライエントのパーソナリティ全体の力動的なメカニズムを総合的に評価していない。
⑥ 非指示的、中立的な態度を維持しようとして、カウンセラーが神経をつかい過ぎている。
⑦ カウンセラーが取り上げれば深まっていくはずの問題が、クライエントまかせのために深まっていかない。
⑧ 忠告がクライエントにとって有効であることも多いのに、それを完全に取り除いている。

つまり、洞察によって多くの古い事実を新しい関係の中で見直すことができ、自己理解が深まり、自分を認知したり受容したりできるようになるのである。

パーソナリティを変える条件
――自己不一致から自己一致へ

カウンセリングによりパーソナリティが変わっていくための必要で十分な条件をロジャーズはただ六点だけ挙げている（一九五七）。これ以外は不要なのである。

① 二人の人間が心理的な接触をもっている。
② クライエントは不一致の状態にあって、傷つきやすく不安な状態にある。
③ カウンセラーは自己一致しており、純

枠で統合されている。

④　カウンセラーはクライエントに対して無条件の肯定的な尊重をしている。

⑤　カウンセラーはクライエントの身になって感情移入的な理解をしており、その経験をクライエントに伝えるように努めている。

⑥　カウンセラーの感情移入的理解と、無条件の肯定的配慮とをクライエントに伝えている。

ここでちょっとわかりにくいのは、②の「不一致の状態」である。自分は大体こういう特徴をもつ人間であるという自分自身についての考えを自己概念というが、その自己概念と自分の経験（あるがままの自分、つまり実際の感情的な反応とか行動）とが一致している場合にはそれを「自己一致」と呼ぶ。

しかしながら、完全にこの状態に達することはなかなかむずかしく、自分はおとなしいと思っていても、たまにはカーッとなって怒ることもありうるので、完全な自己一致はむずかしい。こうした自己概念とあるがままの自分とが一致しないこと、つまり現実の体験を意識できない状態を「自己不一致」という。思うように振舞えない、思うように物事が進まない、本音で生きられない、心にもないことを言ったりしたりしてしまうなどは、自己不一致の状態の例である。

「自分は頭がいいんだ」という自信をもっている人が、入学試験に失敗する場合には、自分についての考えと経験とが不一致の状態になる。また、健康に自信をもっている人が突然、病気で倒れたとすると、倒れたという体験は、「自分は健康だ」という考えと一致しないので、非常に不合理な不安とか恐怖として意識される。

そして、この自己不一致を意識していないと、心理的な緊張とか不安定感、混乱などをもたらすので、望ましくない状態と見なされる。その程度が強いと、自分でも不適応だという感じをもち、環境への適応がうまくいかなくなる。そして、この自己不一致の状態を避けようとするので、自己概念に矛盾しないような形で経験をねじ曲げて考えたり、経験を象徴化（言語化）することを否定して防衛的な態度をとるようになる。

ロジャーズは自己不一致の状態を不適応、また自己一致の状態を理想的と考えて、この自己不一致を自己一致へと変容させていくことをカウンセリングの目標にした。「自分のあるがままの姿、長所や短所をそのまま認める自己受容をできるように援助する」のが非指示的カウンセリングの目標である。

③の「カウンセラーが自己一致しており、統合されている」ということは、上に述べたことからもわかるように、カウンセラーが自由に深く自分自身であって、「カウンセラーの現実の体験が、その自己意識によって正確に表現される」という意味である。これは、あらゆる時、あらゆる場所で、そうであることを要求しているのでなくて、あくまでもカウンセリングの場面に限って、ナースや医療スタッフとして自己一致しているというだけのことである。つまり、「何々すべきである」ということに縛られない態度である。

④の「無条件」のという意味は、「あなたが従順な場合にだけ、私はあなたを愛します」というような限定をつけることをしないという意味である。つまり、どんな場合にも「自分自身の感情をもち、自分自身の体験をもつことを患者に許す」ことである。

カウンセラーの適性——態度や情動、洞察面から

カウンセリングは技術ではなしに態度で相手の成長を促そうというのであるから、カウンセラーの適性が重視されるのも当然である。カウンセラーの根本条件は、知的なものよりも、むしろ態度や情動、洞察の面にある。ロジャーズはカウンセラーの適性として、次の五点を挙げている。つまり、

① 客観性（受容、関心、深い積極的理解を含む）
② 個人の尊重
③ 自己理解（自分自身の限界や短所についての完全な理解）
④ 心理学的知識
⑤ カウンセラーの適合性または独自性（クライエントとともに真の人間になる能力）

がそれである。

ストラップによると、カウンセラーは成熟した人柄、熟練、敏感さを備えているべきだという。ここで成熟した人格というのは何を指すのであろうか。ロジャーズによれば、成熟した行動とは、ある人が防衛的でなく、他人とは異なった存在としての責任をとり、自分の行動の責任をとり、自分の感

覚に従い組織の一員としての経験を尊重し、新しい証拠に基づいた場合だけに経験の評価を変更し、自分とは違うユニークな個人として他人を受け容れ、自分自身を尊重し、また他人を尊重する、といった現実に沿った受け取り方だという。

また、パーソナリティ研究で有名なアメリカの心理学者で、社会心理学者としても大きな貢献をしたオルポート（一八九七〜一九六七）によると、成熟した人柄の条件とは、

① 自己意識の拡大
② 他者と温かい関係をもつ
③ 情緒的安定（自己受容）
④ 現実的知覚、能力となすべき課題をもつ
⑤ 自己客観視、洞察とユーモア
⑥ 人生観（人生の目的についての明確な知的了解）

などである。

一九〇〇年ごろにはじめてカウンセリングということばを使った社会活動家のフランクは、カウンセラーとしては「説得力があって治療能力をもっている人が良い」と言っている。確かに適性のようなものがあって、あまりにも頼りなさそうな人とか、怒りっぽくて喧嘩早い人などが不適当なことは誰にでも納得がいく。しかし、彼は別のところで、「千里眼のような超能力の持ち主が良い」などとも言っており、少し首をかしげたくなってしまう点もある。

一方、カウンセラーの資格に欠けるのは次のような人である。

① 自己確立が不十分である人。
② 自己一致ができておらず、他人とどのような関係を望んでいるのか、それがどのようにできにくいのかをわかっていない人。
③ 自らの感情や衝動のどの部分が自らに受け容れにくいのか、逆にどの部分なら承認しやすいのか、相手がどのような感情を自分に向けてきた時、受け容れやすいのか、また受け容れにくいのかについて、またどのような相手となら自分が安定していられるのか、をわかっていない人。
④ カウンセリングをクライエントのためよりは自分のために役立てようと思っている人。
⑤ 内気で人前から引き込もりやすい人。
⑥ 技術や技法に頼る人。

カウンセリングの成功――イコール「問題の解決」ではない

カウンセリングを行おうとする場合には、次のような四点に注意することが必要である。

① クライエントは抑圧されていないか。
② クライエントは自分が生きている状況に対抗できるか。
③ クライエントは援助を受け取ることができるか。
④ クライエントは家庭のコントロールから独立しており、両親に情動的に依存していないか。

カウンセリングが成功するということは、前にもふれたように必ずしも問題が解決することではない。むしろ、緊張から解放されるとか、自分についての感情が変わるとか、知覚が変化する、ということである。また、あるがままの自分を受容することであり、それに伴って気楽な感情になり、荷が軽くなったという感情を認めることである。

こうして、他人に対する関係についてのすべての知覚が組織化されて、意識的な自分というものの考えの中に受け容れられるならば、快適だという感じと、緊張が消えたという感じとがおこり、それが心理的な適応として体験される。この状態をロジャーズは、「自己（と経験の）一致」と呼んでおり、こうした理想的な状態にいる人間を「十分に機能している人間」と呼んでいる。

行動カウンセリング——条件反応を応用して行動を変える

この章の最後に、行動カウンセリング（療法）（behavioral counseling）についても必要最小限のことを手短かに述べておこう。これは最近発達した方法で、悪い習慣などをやめさせたり、恐怖症を治すには威力を発揮する。

行動カウンセリングでは、クライエントとの相談を一種の行動と考えて、これを行動理論によって説明し、クライエントの行動変容をもたらそうとする。相談の会話内容を刺激と反応とに分析して、条件反応を応用し強化と消去によってクライエントが望ましい行動をとるように導くのである。

カウンセラーは、カウンセリングの目標を行動の変容におき、カウンセリングの効果を数字で測定できるように努める。

禁煙したい人が、来客のたびにタバコを吸うことがわかれば、面会謝絶にして、吸うチャンスを減らす。一日に吸うタバコの本数が一本減るごとに小遣いを一〇〇〇円増やすというのがわかりやすい例である。

アルコールやタバコをやめたい、つまみ食いをしてしまうなどの悪習慣を断ち切りたい、内気などの性格を改めたい、恐怖症で電車に乗れない、といった場合には、行動カウンセリングが最も有効であると言われている。

刺激統制法——「刺激があるから行動がおこる」なら……

「刺激があるから行動がおこる」という考えが正しいのならば、刺激をなくしてしまえば行動はおこらないはずである。刺激をなくして行動を変える方法を「刺激統制法」(stimulation control)という。

例を挙げよう。おいしそうなケーキが目の前にある(目への刺激)。誰もが食欲をそそられて、これを食べてしまう。しかし、肥りすぎのためにダイエットをしている人や糖尿病患者にとっては、それは好ましくない行動である。そこで次のような方法により、目に刺激が入らないようにする。

① ケーキを冷蔵庫に隠して鍵をかけてしまう。

表 4-2　列車恐怖症の不安階層表

①	快速で走っている列車のなかに座っている。
②	列車が動きはじめた。
③	列車に乗り込む。
④	旅行に出るためにホームに立っている。
⑤	旅行計画を立てる。
⑥	駅舎の窓越しに列車の発着状況を見る。
⑦	駅員に列車のことを質問する。
⑧	駅に行って建物をながめる。
⑨	列車の絵がついたパンフレットを見る。
⑩	旅行代理店へ行って列車に関する質問をする。

②　ケーキを買ってこない。
③　ケーキを買わないように、お金を持たずに外出する。
④　ケーキ屋の前を通らないように廻り道をする。
⑤　ケーキにウジ虫をのせておく。
⑥　ケーキにウジ虫がのっていると空想する。

系統的脱感《かんさ》作法——刺激への免疫をつくって不安に慣らす

段階的に、刺激が強くなった状態を空想して、次第にその刺激に対する免疫をつくっていく方法を「系統的脱感作法」（systematic desensitization）という。普通は筋弛緩《しかん》法と組み合わせて使う。

列車恐怖症で、列車に乗れない場合には、表４－２のように不安階層表を段階的に作る。下にいくほど不安が弱い項目になるように並べてある。

まず⑩を空想し、不安になったら筋弛緩法（全身の筋肉の力を抜く方法）を行って不安を鎮める。不安が治まったら、次の段階⑨へ移り、同じことを繰り返す。こうして、次第に不安が強い場面に慣らしていくのである。

第5章 死が迫っている患者への接し方

人口の老齢化にもかかわらず、家庭で死を迎えるケースは減る傾向にある。半世紀前は八割の日本人が自宅で最期を迎えていたが、現在は病院で死を迎える患者が八割を超えている（二〇〇八年六月一日、朝日新聞）。したがって、医療者（医師を含めて医療にたずさわっているすべてのスタッフという意味で使用・以下同様）は、多くの死にゆく人たちと接触しなければならず、多くの死に立ち会うこととなる。

この人たちを避けてとおることは許されないので、死が迫っている人たちに、どう話しかけ、その人たちの質問にどう答え、その人たちをどのようにケアしたらよいのかは重要な課題である。

この章には、死が迫っている人たちとのコミュニケーションを主体として、それに関係があることをまとめた。しかしながら、本に率直に告げたほうがよいと書いてあったからといって、医師や家族が秘密にしているのを無視して、一人だけで「あなたには死が迫っていますよ」と告げるなど勝手な先走りをしてはならない。

その人にかかわる医療者全員が告知する気になっていても、患者や家族がそれを受け容れる態勢になっていないこともある。また、日本では、まだタブーがいくつも残っているので、慎重に行動することが必要である。

死を忌み嫌う社会――タブーによって失われるもの

死に類する単語はタブーになっている。私たちの社会は死を否定し、忌み嫌う風習をもっている。だから、死亡するなどと言わずに、昇天する、帰天する、お亡くなりになった、薨去《こうきょ》あそばした、などという間接的な表現を使うことが多い。それは、死を恐ろしいもの、死体を忌むべき汚れたもの、と考える習慣があるからである。

死は暗いもの、生命の終わり、すべてを奪うものであり、死を許せない、悲しいと考える人が多い。死を無視し、死に触れずにすませてしまおうというわけである。その証拠に、病院で死者が出ると、それを他の患者の目になるべく触れないように、大急ぎでひそかに遺体を霊安室へ運んでしまって、何事もなかったような様子に取り繕ってしまう。

『帰ってきたシャーロック・ホームズ』(一九八七年、松竹CBS/FOXビデオ)というビデオを観たことがある。冷凍人間になって保存されていたシャーロック・ホームズがほぼ六十年ぶりに解凍されて、世の中がまったく変わってしまったことに驚きつつも、事件を解決するという筋であった。しかし、これが現実の話になってしまい、実際にアメリカで、治癒を見込めない病気になった金持ちが自分の体を冷凍させて、液体窒素によってマイナス何十度かで保存しているのだそうだ。科学が進歩して、現在不治とされている病気が治せる時代が来たら、解凍して生き返ろうというもくろみである。こうした処置を望んでいる人たちは、死を必要でないと思っている。死ぬのを避けようとしているのだ。

死というものを否認し、覆い隠そうとする文化の中では、患者も家族も、友人や医療従事者もお互いが親交を温め、一緒に悲しみ、怒り、恐れ、喜びを分かちあうことは困難である。そして人間的成長と和解の最後のチャンスをみすみす逃がしてしまって、ついには患者が社会的に隔絶され、しかも情緒的に疎外されたまま、苦痛にさいなまれつつ、人間としての尊厳を失って死んでしまうということが非常に多い。

死への態度を変えよう――なぜ恐れ、隠そうとするのか？

医療に携わっている者が、出産など人間の誕生を扱うのと同様に、死にゆく人々をも看とることは当然である。そうした死にゆく患者の心理的な面をケアする場合に、コミュニケーションがことさら重要な事柄になってくる。しかし、それよりも前に、患者を理解することが最も基本的なことである。

ところが、理論上では彼らを受容し、理解しなければならないとわかっていても、いざ実際に死が迫っている患者のベッドサイドに立つと、思わず固くなってしまうというのが実情ではないだろうか。

避けることができない死というものの前に、人間がいかに無力であるかということを思い知らされると、医療者も心の底から不安を感じて、ともすれば理性を失った非人間的な行動をとってしまいがちである。

医療者が死を恐れている気持ちは、すぐに患者にわかってしまう。死を恐れてはならない。死にゆく者は、患者であって、治療を行っている者ではないのだ。死を恐れると、死にゆく患者へは近寄りにくくなってしまう。アメリカでは死についての教育センターができて、ミネソタ大学などが中心になって最近の状況を調べている。

死についての専門雑誌として『ザ・ジャーナル・オブ・タナトロジー』や『オメガー』などという雑誌もできたことからもわかるように、こういった問題に対する情報が最近は非常にたくさん新聞、雑誌に現れるようになった。そして、そういった情報によって、病院などの対応も急速に変わってきている。

『死ぬ瞬間』(一九六九、川口正吉訳/一九七一、鈴木晶訳/二〇〇一〈中公文庫〉)の著者として知られるエリザベス・キューブラー=ロス(一九二六~二〇〇四)は、死や死にゆく患者についての研究をすることが、初めは非常に困難であったが、後に周囲が理解してくれるようになったので、比較的研究しやすくなったと述べている。実際、どこの病院でも死をあまり隠さなくなったことからも、医療スタッフ自身の死に対する恐れとか、有罪感も減ってきたように思われる。死を否定すべきもの、あるいは隠すべきものと考えるよりは、正直にありのままに死に直面しようとするように社会全体の態度が変わってきている。

死を受け容れる教育——若さや活力がすべてではない

医学が進んで、保健システムが完備するにつれて、高齢者の割合が増えている。二〇〇七年総務省の発表によると、人口のうちの二一・五%が六五歳以上の人たちで占められている。女性でいえば四人に一人が六五歳以上となる。高齢者が病気になった場合には、家庭での介護はむずかしく、病院へ入院させることになりがちだ。

昔の社会では、年寄りが死ぬ場合は、だいたい自宅で亡くなることが多く、子や孫がその人を取り囲んでいたので、死にゆく人と直接接触するチャンスが多かった。しかし、現代社会では、病人は多くが病院で亡くなり、臨終の間際には身内の者は部屋の外へ追い出されて、医者とナースだけが人工呼吸器、点滴その他で一分でも命を延ばそうと奮闘している。そして、家族は別れの言葉も交わせないという状況になってしまった。

やすらかに死をみとるためのターミナル・ケアを患者や家族のために行う医療機関も出現してはいる。「緩和ケア病棟」(ホスピス)もそれである。いずれにしても数も少なく、誰もが望むような「死」を迎えることはまだむずかしいのが現状である。

そのために、子どもたちは死にゆく人と言葉を交わしたり、接触するチャンスもなく、「おじいさまはね、長い旅行にお出かけなのですよ」というごまかしの言葉で説明されて、高齢者の死を直接体験することがなくなってしまった。したがって、見なれていない「死」に突然出会うと、驚いて、死は生きている者を葬るものであり、命を奪うもの、命を腐敗させるもの、私たちの生とは全く無縁であるべきもの、と一方的に考えてしまう。だから、自分自身が死に直面した場合には、否定とか、回避とかの行動を思わずとってしまうのである。

死にゆく人は、普通は絶望と孤独と悲哀を感じて、怒りたいのに、何に対しても、また誰に対しても怒る理由がないので、自分の気持ちをどう処理していいかわからない。それが不機嫌という形で出てきて、家族に八つ当たりをする場合が多い。

こうした行動は、非常な不安、錯乱、恐れなどからおこる。そのようになる理由の一つは、我々が若さや活力などを高く評価していて、その反対の老いや、無能力などに対して普段から差別、偏見をもっているところにもある。

死を恐れなくさせるもの――患者を見つめることの意味

イギリスの内科医で、ホスピスの誕生に大きな役割を果たしたシシリー・ソンダース（一九一八～二〇〇五）は、初めは死を恐れていても、次のことが死を恐れなくさせてくれるといっている。

① 患者を見つめる。
② 患者の勇気を見つめる。
③ 患者の人間としての尊厳を見つめる。

④患者が自分の役割をうまく演じているのを見つめる。
⑤患者が病気と折り合いをつけるのを見つめる。
⑥患者が家族その他に思いやりを示すのを見つめる。
⑦患者が死を受容しているのを見つめる。
⑧患者が死を恐れていないのを見つめる。
⑨患者を評価せず、尊重する。
⑩患者にやすらぎを与える。

老化や力がないことを軽蔑せず、ありのままを受け容れていくという態度を身につけたいものである。誰もが死から逃れられない運命にあるのだから、それを受け容れていこうという態度を身につければ、死や死者に対しての態度や行動が違ってくるのではなかろうか。

死というのは、どんな病気の場合であろうとも到底受け容れることができない解決法である。しかしながら、人は必ず一度は死ぬ運命にあるのだから、その受け容れがたい死を誰もが受け容れねばならない。さし迫った死に直面するのを助ける仕事は、別の言い方をするならば、「死を受け容れることを教える」ことであり、老若を問わず「正直に死を論じる」ということになる。

死のもっている意味に関しては、年齢によって考え方が違う。そして、死という問題に焦点を当てて、残っている自分の生命を新しく考え直し、死に直面しつつ生きていく心の準備を患者にさせるのがすべての医療職の使命でもある。

年齢と死の受容――子どもの不安、若い人の怒り

自分の死を受け容れることができるかどうかは年齢にもよるのである。普通は高齢者の場合には、「ボツボツお迎えが近づいてくる頃だ」というような考えをもっていて、死を自然に受け容れることが多いが、若い人たちは「死ぬのではないか」と思うと、精神的に動揺して、苦しむことが多い。

六歳以下の子どもだと、まだ死というものがどういうことかよくわからず、「また生きかえる」だろうとか、「お空へパーッと昇って行く」のだというふうに簡単に考えていることが多い。この場合には、子どもよりはむしろ両親のほうを精神的に支持する必要がある。

小学生ぐらいになると、死がお別れだと感じることができるようになるが、まだ肉体的には生存しているような幻想を抱いている。つまり、近親者が亡くなった場合に、「昇天してお空で幸福に暮らしていらっしゃいますよ」などと他の人から聞かされるので、別れてはしまったものの、どこかにまだ生きているような感じをもつらしい。

その子どもたち自身が病んだ場合には、愛する近親者から別れる不安とか、恐れをどう扱うかということが問題になってくる。一〇歳代になると、死の意味も理解できるようになり、たった一人で闘わなくてはならないと思うと、死を受け容れるのは耐えられないと感じるようだ。

こうした依存欲求からくる葛藤を解決するために、医療者は思春期の子どもに心の準備をさせてあ

げる必要がある。成人のうちでも若い人は、死ななければならないとわかった場合に、怒り反応をおこすのが最も一般的である。しかし、死についての心の準備や訓練ができていると、それを受け容れて納得する心の余裕ができてくる。

患者は自分の死を知っているか——正直なコミュニケーションの治療効果は

患者に死が近づいているとき、本人がそれを知っているかどうかに関して、次の四つの場合が考えられる。

① 患者が全くそのことを知らない場合。
② 告知されてはいないが、うすうす気づいていて、他の人が自分の死が近いことを知っているのではないかと疑っている場合。
③ 患者も他の人も、もうすぐ死ぬということを知っているのであるが、お互いにあたかも知らないようなふりをして、患者は他の人にも一切そのことを語らない場合。
④ 皆が本当のことを知っていて、それを正直に話し合っている場合。

①の場合には、患者と医療者の関係が壊れやすく、もしも真実がわかった場合には、患者は非常に精神的に動揺してしまうし、かりに隠しとおせたとしても、「大丈夫ですよ」というような嘘を言うと、不信と寂しさの念を募らせてしまう。

②の場合にも、患者に真実を告げないように医療者は努めなければならないので、態度がよそよそしくなったり、なるべく患者に接触をしないようにしたりして、コミュニケーションが悪くなり、患者の信頼を失いがちである。

③の場合には、医療者は不安がいくらか軽くなるけれども患者のほうは自分の死について、あらかじめ確かかどうかを知ることができないのであるから、不安を抱かざるをえない。つまり、この場合には、患者よりも医療者が利益を得るという結果になる。

患者は、自分が死にゆくものであると知っていることを家族や医療者が知れば、彼らは困るだろうと思い、知らないようなふりをしていることが多いものである。そして、本当のことを教えてくれない医療者に対して、不信の念を抱くようになる。患者は自分の恐怖とほとんど助けなしに一人で闘わねばならず、あけすけな正直なコミュニケーションの治療効果を味わうことができないのである。

この②も③も、自分の死についいては中途半端な知識を患者がもつために、それによって余計な心配がかきたてられる。そして、自分の体はもう危ないという信号を出しているのに、周りは「大丈夫だよ」と言う、そのジレンマに患者は翻弄されることになる。

いずれの場合にせよ、患者は次のどれかの態度をとって死に直面することになる。

① 落ち着かず、いらいらし、怒りっぽくなり、敵意を示す。
② 落ち込んで、閉じ込もり、恐れる。
③ 落ち着いて、静かに死を受け容れる。

死に対しての間違った行動――こんな「思いこみ」はもうやめよう

末期の患者が死をどのように受け容れるかを研究したエーヴリ・D・ワイスマンは、死とか、今から死にゆく臨終間際というような場合に、人々が普通にとる態度を次の一〇項目に分けてリスト・アップして、これらはすべて間違っていると主張している。

① 死が避けられないものとわかった場合に、自死者、あるいは精神病者を除けば誰一人として喜んで死のうとする者はいない。

② 死や、あるいは死に対する準備が必要だということを、どうしても納得させることはできないので、他の人に「死を受け容れなさい」と説得することはできない。

③ 死や、あるいは死んでいくことを恐れるのは、最も自然で基本的な恐怖である。死が近づくといっそうその恐怖は強まる。

④ 死が迫っている人に死が近いですよと話せば、その人から希望を奪い取ることになり、死ぬ時期を早めてしまう。

⑤ ターミナル・ケアの患者から死について質問されると、医師はその質問をはぐらかして、死を否定したり、あるいは他の話に合理化したりして、死とまともに向き合わせることを避ける。

⑥ 死が迫っている患者が自分の予後について質問しないという事実は、彼らがそれを知りたくないのだということを意味している。もしも死にそうだということが伝わると、自死、精神障害、ひどい憂うつ、あるいは極度の退行を引きおこす危険がある。

⑦ 回復不能の場合には、痛みを取り除いてあげる時以外は患者を一人で置いておくべきである。こうすれば、患者は次第に外界から引きこもって、やがて安らかに死ねるであろう。

⑧ 医師の科学的な訓練、臨床経験、病理的な知識などが、感情的な面や心理的な面をも含めてターミナル・ケアのすべての面を可能にする。

⑨ 「患者には診断とか予後を教えないでくれ」と家族に頼まれた場合に、医師はその意向に沿うべきである。心理的な問題は「大丈夫ですよ」というような一言で、十分にごまかすことができる。

⑩ 患者が死んでしまえば、家族はもはや病院や医師の責任を追及しないものである。

死にゆく者への態度——予後を告げてもいい場合、よくない場合

最近では「死」に対する前述の一〇項目のような誤った態度を変えようという動きが盛んになってきた。

不治の病にかかった病人がいる場合には、いくつかの問題がおこる。病名を告知するかどうかについて家族の間で意見が食い違っている場合、財産、結婚、仕事、家事などの問題でいざこざがある場合、家族が患者に対して罪責感や悔いをもっていて償いをしたいと求めている場合、また逆に患者が家族に対して罪責感や悔恨に苦しめられている場合、家族が医師や医療従事者、病院などの責任を追及する場合などである。

死を避けられないということがわかった時に、医師は患者を突然驚かせてはならない。末期ガンだから治療不能だということを本人に教えた場合に、眠れなくなったり、うつ状態になったり、あるいは精神に異常をきたしたりして、その果てには自死してしまう例もある。

医師は「病状がどのようなのかということをあなたは心配していらっしゃると思いますが」というように話しかけて、もし、患者が本当のことを知りたくないようだったら、その意見を尊重して引き下がればよいし、知りたいようだったら、「では一緒に考えてみましょうか」というように切り出すとよい。

そして、医師は「隠さずに率直に話したい」ということを説明して、「命が危ないところまできている」ということを告げるべきである。医療従事者は、患者が示す態度を敏感にキャッチして、「残された命は短い」という予後を告げても大丈夫かどうかを医師が判断する情報を提供しなければならない。

たとえば自分の遺産のことや、あるいは「角膜を提供したい」などというようなことを言い出せば、ある程度覚悟を決めたということがわかる。「どうしてそのようなことを言い出されたのでしょうか」と切り出すと、患者は「自分の予後を知りたいのです」と言うに違いない。こうして医療者は、患者がどの程度に本当のことを知りたがっているかを探ることができる。

率直に話し合えることが一度わかってしまえば、後は患者が医療者を信頼して、「必要な情報を与えてくれ」と頼むようになる。どの程度に情報を与えていくかは、患者個人個人によって違うので、個々の患者に合わせて話していくように心がけなければならない。

そして、死にゆく患者の場合には、「心安らかに家に帰って死にたい」とか、あるいは財産の処理や会社の仕事の引き継ぎなど、いろいろな都合があるので、「せめて死ぬ前に、その時期を知っていたい」と考える人もいる。そうすることによって、彼は自分の責任を果たしてから死んでいくことができる。

イギリスでも、告知については誰にでも知らせるというわけではないし、知らせ方も決まっていない。知りたがらない人は知らないままで過ごせるし、患者が死について話したがっていても、家族がそれを拒否するような場合には、両者が歩み寄れるように援助するなど、患者のニーズに合わせて考えられている。患者の気持ちと家族とのかかわりを大事にし、苦痛を取り除いてあげて、できるだけ普通の生活状態にして、家庭で過ごすための準備の場として、ホスピス（緩和ケア病棟）があるというのが理想的な状況である。

日本では二〇〇七年にはガン対策基本法が成立し、在宅療養支援診療所が設置され二四時間対応するということではあるが、実際にはガンの終末期に対応しているところはまだ数少ない。末期ガンの場合、病気は治せなくとも痛みのコントロールさえうまくできれば在宅での生活も十分に可能だ。ところが痛みのコントロールを往診で引き受けている専門の医師も看護師も少ない。本来なら本人と家族の希望にあわせて、在宅でも病院でも、あるいは老人施設ででも、痛みのコントロールを主とする緩和医療がうけられ、望む場所で望むかたちでの終末が迎えられるのが理想だが、まだ道は遠い。

一番大切なことは、必ず忍び寄ってくる死に向かって各個人がどのように生きるかということである。明日があることではなくて、今日一日を納得して生きる、そういう生き方をしてもらうということが大切である。

死が近い患者の場合——接し方心得

〈全般的心得〉

死が迫っている患者に対しては、医療従事者はできるだけ次のようにすることが望ましい。

① 「すぐに治りますよ」などという見えすいた嘘を言わない。
② 「元気を出しなさい」「もっとがんばりなさい」などと残酷な励ましをしない。
③ 患者の訴えを途中でさえぎらない。ひたすら聴いてあげる。
④ 治療する側の一方的な意見や価値判断を患者に押しつけない。
⑤ 理解してあげる。
⑥ 自信をもって、落ち着いた、静かな態度で患者に接する。
⑦ 明るい表情で、固くならずに応対する。
⑧ 人間の尊厳を失わせるようなことをしない(「おじいちゃん、バーッ」などと子ども扱いしたりしない)。
⑨ 孤独感、無力感を味わわせない。

⑩ 患者の望むことを自ら実行できるように援助する。

⑪ 罪悪感を抱かせない。

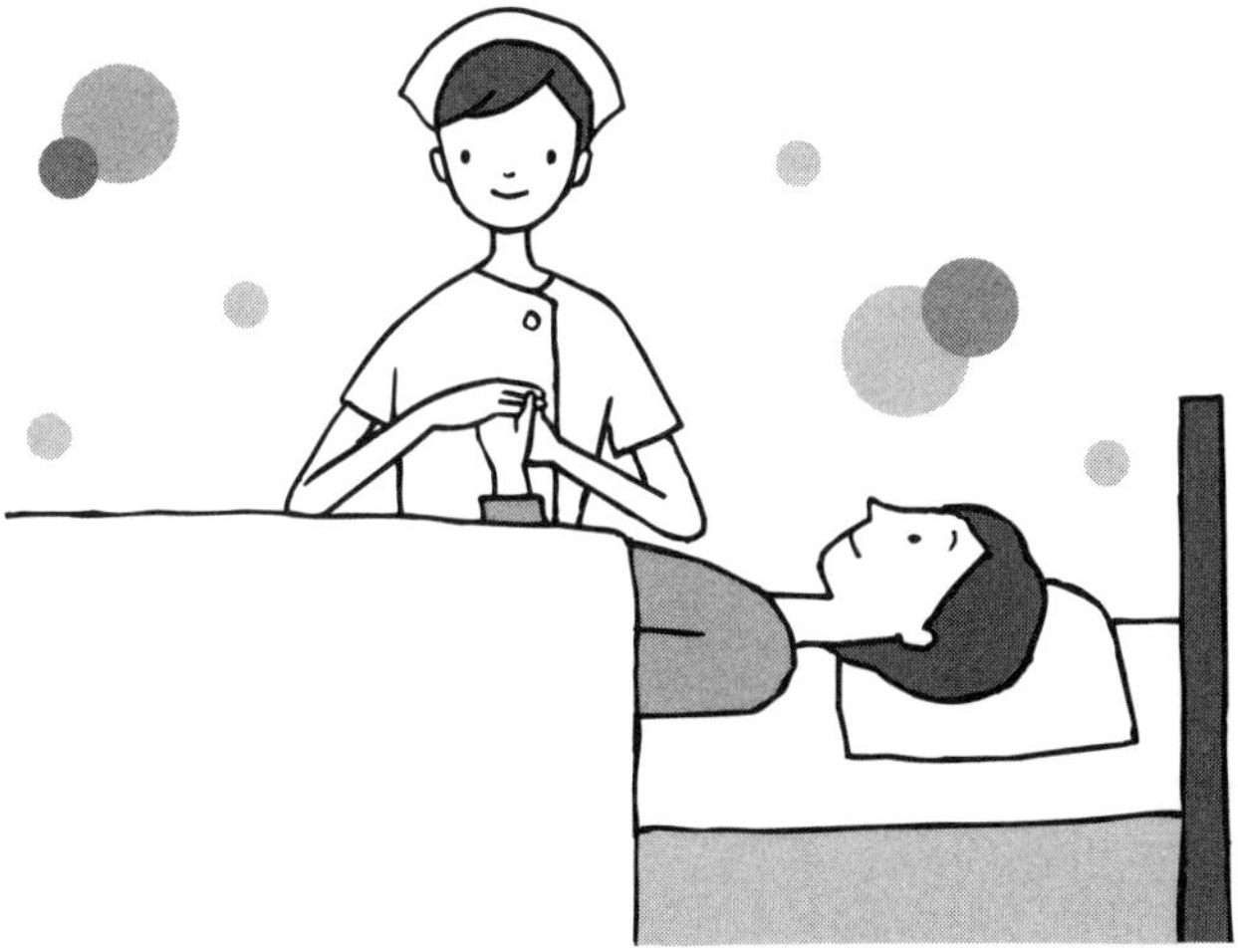

〈患者が求める人柄〉

死にゆく患者が医療者に求める人柄は次のようなものである（ソンダースによる）。

① 自分を理解してくれる人。
② 自分の話を聴いてくれる人。
③ 信頼できる人。
④ 手を握ってそばに付き添っていてくれる人。
⑤ 心の平安をもたらしてくれる人。
⑥ 残される家族についての心配を取り除いてくれる人。
⑦ 何が必要かを迅速に見抜いてくれる人。
⑧ 飾らない態度の人。

〈患者へのケアを改善するために〉

死にゆく患者へのケアを改善するには、医療者個人に、また病院側にも以下のことが望まれる（ナイルズによる）。

① 自分自身を見つめて自己を理解する。
② 死を経験することの意味を話し合い、見つめ、学ぶ。
③ 死の重要性を認める。
④ 死に対する自分の態度（恐れなど）を変える。
⑤ 死が頻繁におこる病棟では、医療者の精神的緊張を和らげるために、休暇や他病棟への転出などについて配慮する。

〈患者にはどんな援助が必要か〉

死が迫っている患者への援助としては、次のようなことが必要である（主に河野博臣による）。

① 患者と話し合う。
② 患者の自我に対応していく。
③ 次第に自分の病気の状態に気づかせる。
④ 病気を科学的に説明して不安を減らす。
⑤ 患者の怒りを受容してあげる（患者が自分で心身のコントロールができなくなった時期に怒りが現

れることが多い)。

⑥ 怒りの矛先を向けられる家族を援助する。

⑦ 怒りを十分に発散させてあげる。

⑧ 取引(大切な品を他人に贈る)をさせてあげる(死を受容しやすくなる)。

⑨ 患者のニーズ(必要)を満たしてあげる。

a 身体的(鎮痛:薬物、睡眠、休息、共感、理解、陽気、気分転換、精神的交わりによって痛みが軽くなる)

b 精神的(コミュニケーションを続ける)

c 社会的(職場や家庭での引継ぎ、子の結婚を見てから、など)

d 宗教的(有罪感など)

⑩ 傍にできるだけ長く座っていてあげる。

⑪ さすったり手を握ったりしてあげる。

⑫ 痛い時は、うめいたり叫んだりさせる。

⑬ 不安、恐れ、孤独感を味わわせない。

⑭ 交わりによって感情交流を図る。

a 言語的アプローチ(初期)

b 非言語的アプローチ(末期の直前)

c　スキンシップ・アプローチ（末期）

⑮　個性化（自己への統合）を助ける。

⑯　家族を支える（身体的〔疲労〕、精神的、経済的）。

質問にどう答えるか――「私は今日死ぬの？」と聞かれたら

患者に希望を抱かせるには彼らをそのまま受け容れるだけでよい。たとえば、「看護師さん、私の病気を治すような奇跡的な薬ができるように祈ってください」と患者が言ったときに、「そんな夢のような虚しいことはできない」と言って断るべきではない。可能性は一〇〇万分の一であるにしても、希望は希望だから「そうですね、私もそれを一緒にお祈りします」と言って希望を分かち合う。そのことでその患者は変わっていく。

患者がもし「私は今、死にそうなのでしょうか」と、質問した場合は、それは正直な回答要求をしているのではない。自分の恐れとか、関心を表現しているのだということを知っておくべきである。

ゾルザ夫妻の『ホスピス』という本には、模範的な会話や接し方が詳しく記されているので、一読をおすすめしたい。その一部を紹介しておこう。

「『ただ、一つだけ気がかりなことがあるの、死ぬってどういう感じなのかしら。ちょっとこわいの。だけど、だれもそんなこと知らないわね……』

ジュリアはしっかりと彼女を見つめ『私は言ってあげられると思うわ』と言った。『ただ眠るだけなの。深く眠りこんで、そして目が覚めないの』ジュリアは静かに深く、しかし確信をもって語った。ジェーンがそれを受け入れるまで、しばらく時間がかかった。

『それなら安心できるわ』と彼女は言った。

ジュリアはさらに続けた。『私はたくさんの人が死ぬのを見てきたけど、あなたの場合も同じだと思うわ』

ジェーンは満足した。近い未来の死の圧迫から自由になり、いら立ちや、彼女を押しつぶしてしまうのではないかと思われたさまざまなことから解き放たれ、ゆったりと現在に生きていればよかった。そしてそれは、彼女が安心して取り組めるものだった。ジェーンにはもう恐れるものはなにもなかった。」

〔V&R・ゾルザ、木村恵子訳『ホスピス』三五九頁〕

「私は今日死ぬのでしょうか」という質問に対しては、次のような応答が多いが、いずれも好ましくない。

① 「とんでもない、いつ死ぬかなんてわかりっこないでしょ」〔口封じ〕
② 「そんなことないわよ。熱もないし、大丈夫ですわ」〔患者の感情を無視〕
③ 「いいえ、そんなことありませんよ」〔対話を終結〕
④ 「先のことなんか、わかりませんよ。神様にお祈りすれば、今日も無事にすごせますよ」〔宗教

の押しつけ〕
⑤「あら、きれいなお花が飾ってあるわね」〔はぐらかし〕
⑥「先生に聞いてごらんなさい」〔責任転嫁〕
⑦「まあ、ご冗談ばっかりおっしゃって。一〇〇歳まで生きますよ」〔ふざけにすり替え〕
⑧「……」（沈黙したまま他の仕事をする）〔質問回避〕

このような場合に、どう応答をすべきだろうか。次に示す会話の例では、嘘も言わず、自分の意見を押しつけることもせずに、患者が気持ちを述べるようにしむけていることに注目してほしい。

K（患者）「今日死ぬのでしょうか」
N（ナース）「どうしてそんなことをおっしゃるのですか」
K「衰弱がひどいのでねえ」
N「衰弱ですか」
K「食欲もないし……」
N「そうですか、食欲もないのですね」
K「皆が次々に見舞いに来てくれるのは、お別れのつもりだろうと思うんだ。もう終わりも近いと思うと不安でね」

N「死が近いと思うと不安になるでしょうね」
K「そうなんですよ。落ち着かないので、夜も眠れないほどです」
N「まあ、眠れなくては苦しいですねえ」
K「せめて一時間でも熟睡してみたいよ」
N「では、私がここに座って、手を握っていますから、安心して今からお昼寝でもなさったらいかがでしょうか」
K「ありがとう、そうしてみよう」

死が目前に迫ったとき——死について患者と語る

死について話すのはむずかしいが、次の注意点を覚えておくとよい。

① 医療従事者が自分の意見を言えば、患者は自分の考えを言うチャンスが少なくなる——意見を言わずに、患者の言葉をおうむ返しに繰り返すことによって、患者の考えをさらに引き出すように努めるのがよい。

② 患者の考えを明確につかむ——早のみこみや誤解で、患者の考えがあいまいになるのを避ける。患者が言うことを要約して聞かせて「あなたは……とおっしゃるのですね」と念を押せば、誤解はなくなる。

③ 患者が死について考えるのを援助する——死について話すことはむずかしくても、患者がそれ

を考えて、死に対する見方をまとめるのを援助することはできる。

〈あとどのくらい生きられるか？〉

「あと、何日ぐらい生きられるでしょうか」という質問がよく出るが、相当確実な根拠がない限りこういう質問には非常に用心深く答える必要がある。実際に生きた時間よりも長く生きられるような予測を患者は立てがちで、八三％が実際よりも長期に生きる予測を立てていたという調査もある。

「『私が死ぬまで、どのくらいありますか？』」

彼女はやらなくてはならないことが残っているので、どれだけの時間があるのか知りたかった。彼は逆に、ジェーンがほんとうに真実を知る用意ができているか確かめる必要があった。

『あなたがここに来る前に、サリバン先生は、何か月というよりは何週間であろう、と言われたと思うのだが……』

『でも、それはあまり十分な言い方ではないように思うんです。もう何週間か続いているのです。私はそう長く続いてほしくないの』

『もう、そんなに長いことではないと私は思っている。ジェーン』デビッド・マレイ先生はやさしく静かに言った。今までどの医者も、死を受け容れることについて、こんな率直にいってくれたことはなかった。『はっきりどのくらい、ということは私にはまだわからない。今はわからないのです。まず痛みを抑えて、それから様子をみましょう。あと二、三日したらもう一度きいてみてください。その時には、もう少しはっきりしたことがわかっていると思います』

『でも、私はいま死んでいくのでしょう?』ジェーンは心のよりどころが欲しいようであった。『病院ではだれも私に話してくれなかったわ。みんなが違うことをいって、筋が通っていないの』

『そう、ジェーン。あなたは死んでいく。しかしわれわれは、それまでずうっとあなたのそばにいて手助けをします。ここではだれもウソはつかない。あなたが知りたいことはなんでもたずねていいし、私たちはそれに答えましょう。もし答えがわからなければ、みつける努力をしましょう。ここにいる人たちは全員熟練しているし、多くの経験を積んでいる人たちだ』

ジェーンは自分の手をほんの少し先生の方に動かした――彼女ができるかぎりの力で――そして彼はそれに触れた。『みんなとても良い人たちだわ』ジェーンはつぶやいた。『でも、先生が一番私を助けてくださった。マレ……』と彼が自分の名前を繰り返すのを待った。『マレイです』

マレイ先生はジェーンを安心させることができた。彼女の身に起こりつつある生と死について、気楽に自由に話すことができた。そして、ついに彼はジェーンの信頼をかち得た医師となり得たのだった。」

（V&R・ゾルザ、木村恵子訳『ホスピス』二四八～二五〇頁）

「私が死んだ後、子どもたちがきちんとやってくれるだろうか」というように患者が話しかけた場合に、「そんなことを言わなくても、あなたは治るのだから、後の心配なんかしないでください」などと一時の気休めを言うのはよくない。そう言えば、患者は自分がだまされていると思い、口をつぐんでしまうだけだ。それよりも、「それでは、そのお子さんについて少し話してみていただけますか」というようにもちかけるのが好ましい。

死の選択権――告知を受けずに死ぬということ

死の告知を受けずに死ぬ、あるいは事故によって急死するという場合は、自分の人生の最後の総仕上げをしないで死んでいくのであって、本人にとってもそれは悲しいことであるし、家族にとっては非常に貴重な密度の濃い一瞬一瞬を体験する最後の時を一緒にできないということを意味している。

他の人と和解できないままに死を迎えた時、自分の不注意によって子どもを死に至らせた時、あるいは他の人が献身的な愛を捧げてくれたのに、それに報いることもなく死を迎えた時などは、それぞれ悔やまずにいられないこともあるだろう。また、それを見ている周囲の人も当人が死んだ後々まで、長らく続く悔いと罪業感に苦しむことになる。

患者がずっと生きることができるつもりでいて、最後の時を自分で選択することが全くできず、気がついてみたら死の瞬間だった、というようなことがあってよいかどうかは、改めて考えてみなければなるまい。

死の告知――家族が望まない時

大部分の医師は、今なお患者に本当の絶望的な予後を告げようとはしないし、医師の九割は原則的に死ぬ時期を告げようとしない。そして、ガンの場合には七五%、心臓疾患の場合には二五%が嘘の情報を患者に教えているという調査もある。病院によっては、初診時に、不治の病の場合、その告知を受けたいか、受けたくないか、受けるとしたら、一人で受けるのか、それとも家族とともにか、などをあらかじめアンケートしておくという理想的なところもある。

医師が病人になった時には「自分だけは本当のことを知りたい」と望んでいるのに、他の患者に対しては真実を告げたがらず、さらに自分の同僚の医師が死ぬような病気にかかった場合には、診断を隠すのが普通である。「もし本当のことを告げて患者が自殺したら大変だ」という心配があるために診断を教えないという説もある。

しかしながら、アメリカのメイヨー・クリニックで一〇年間自死者を調査してみたところ、ガンだと告げられて死んだのは、その中で一例あるだけで、他の非常に多くの人たちはガンだと告げられても自死するようなことはない。

他方、患者の側では「診断を知りたい」という気持ちがある。自分がガンだということがわかっている患者一〇〇人に聞いてみると、八九%は「病名を告げられてよかった」と言っており、六%は「知らなかったほうがいい」と答え、残りの五%は意見なしである。

ガンでない患者一〇〇人に聞いてみると、「本当のことを知りたい」と答えたのが八二%で、「知りたくない」というのが一四％であった。普通の医学検査を受けた患者七四〇人に聞いてみると、九八・五％は「本当のことを知りたい」と希望していた。

また、ガンもよほどの末期発見でない限り治る病となっているので、医師も患者も対応が徐々に変化していることも考慮に入れるべきである。

「病名を教えてほしい」と患者が希望しているにもかかわらず、「そんなことをしたら本人がびっくりして自殺をしたり、精神異常になるといけないから、教えないでくれ」と家族が望んだ時は、果たしてどちらの判断を医療者側がとるかということは大問題である。患者自身が自分の病気を知りたいと求めているのに、家族の判断だけを絶対視して家族の判断に従うことが多いのが実情だが、それでいいのか再検討してみなければなるまい。

〈死の告知がプラスに働く〉

もし、末期ガンだったときには、「死ぬかもしれない」ということをなるべく早く話したほうがよいのであって、手術の前に医師は「非常に危ない状態だ」ということを告げておく必要がある。そうすれば患者は手術が必要だということを納得もするし、「自分の命は危ないところにきている」ということを理解できる。あるいは、逆に、それならば手術はしないで他の治療方法を選ぶということも可能になる。

医療スタッフと患者との関係は、相互の尊敬と信頼に基づいているのであって、死についての情報を患者に教えないとするならば、倫理的な意味では、この両者の関係が破られたも同然だと考えなければならない。

「死が近い」と宣告することは、技術的な面も含めて自分の限界を患者に告白することである。だからこそ、患者の心に耳を傾ける必要があるのだ。患者のほうでも自分の限られた生を認識することになる。そして、その対話は必ずしも言葉だけではなくて、表情やちょっとしたしぐさを通じてなされることもある。

また、「仕事のことがあるから、ぜひ病名を教えてくれ」と言われて、患者の意見を重視して、正直に「あと一か月しかもたない」と告知した時、表面的にはことさら取り乱すような様子はみられなかったが、後になっていろいろ話を聞いてみると、やはり「死を目前にしていることを知るのは辛いことです」とはっきり告白した患者もいる。

医師のほうも告知をするのは非常に嫌な気持ちで、二度としたくないと感じるようだ。患者の側からは「告知の時にもう少し違った言い方をしてほしかった」という要望も多い。自分の死を知っている患者に対して、医療者がどうも近づきにくくなるというような場合も出てくる。

しかし、正直に状況を告げられている場合には、患者と医療者の両方がその利益にあずかることができる。死を知らされている患者たちはお互いに支持し合うことができるし、医療者もまた公然と患者を支持することができ、逆に患者が医療者を支持することさえある。

医療者は死に対して自分がもっている不安を隠すべきではないし、自分の人間としての弱点や限界を受け容れなければならない。

「手術不能のガンです」と告げられても、その八七％の人は精神的なバランスを失うことはなかった。初めは驚いてもすぐに平静を取り戻した人が大部分である。真実を告げられたグループも、告げられなかったグループも少数の人は動揺したのであるが、その数は両グループとも同じぐらいであったというデータもある。

そして、本当のことを告げられた患者は家族関係が良くなり、病状が次第に悪くなっても、緊張や絶望が少なかった。たとえ医者が告げなくても、死の病をもった患者のおおよそ半数くらいはそれを自覚しており、死が近づくと四分の三はそのことを知っているものである。患者は自分の体の感じやあるいは医療者が自分に示す態度、あるいは家族の態度などから、本当のことを鋭くかぎとってしまうものである。

死に直面した時の心理過程――キューブラー＝ロス『死ぬ瞬間』より

エリザベス・キューブラー＝ロスは、二〇〇人の死に瀕している人々に直接面接して、その結果を『死ぬ瞬間』という本にまとめて一九六九年に発行した。

その中に図５－１の心理過程の五段階が書いてあるが、米国自死学会会長のＥ・Ｓ・シュナイドマンなどは、これに批判的で、「こうした五段階に無理やりに患者を当てはめるのは危険であって、むしろ患者を苦しめることになる。こんなにはっきりした五段階の過程をたどるのはごくまれであるし、

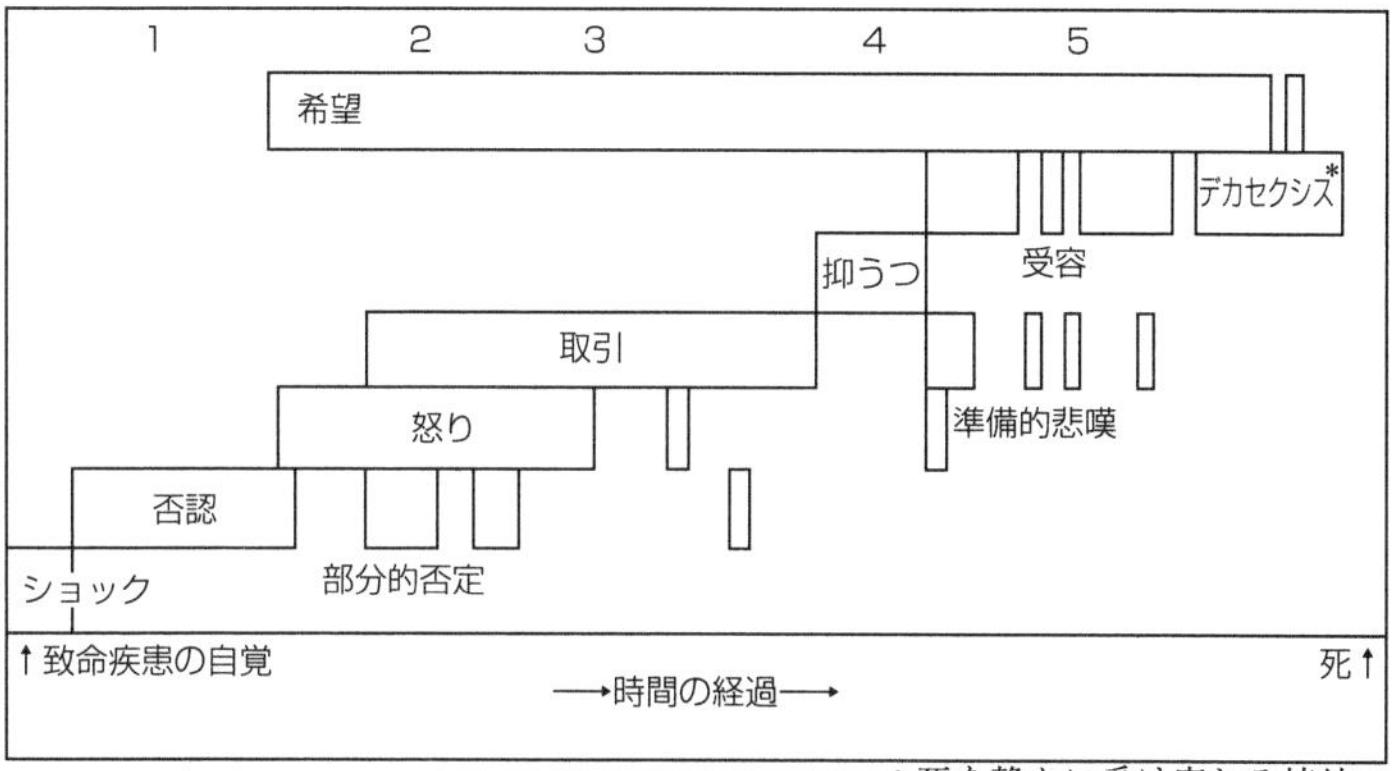

＊死を静かに受け容れる境地

図 5-1　死ぬ時の心理過程

一段階飛び越したり、二段階が同時に重なって表れることもある」と述べている。

確かに、人の生き方とか、感じ方は様々であるから、この五段階に患者を当てはめて医療側が安心してしまってはならないが、一応の目安としては役に立つ。

宣告から死に至るまでの心理過程は次の五段階に分けられる。

1．否認、孤立——初めに宣告されたショックがあってすぐに否認と孤立がおこる。違う、私は別だ、そんなことが真実であるはずがない、と思う。これは自然な感情であって、死に直面しながら生きていくための人間の知恵というか、健康な対処法である。

2．怒り——なぜ自分だけがこんなめに遇って別の人が遇わないのか。この怒りがあらゆる方向へ向けられる。家族の世話、医師の治療態度、医療従事者の態度など周りのすべての者に怒りが投げられる。そして、この時期には患者がなぜ怒っているかということを考えないと、その怒りが個人的なものであり、感情的なものであると誤解してしまって、人間関係の摩擦がおこりやすい。自分が価値ある人間であって、尊敬され理解されているし、私のために皆が時間を費やしてくれている、と感じた患者は、怒りによる要求を次第に減らしていく。

3. 取引——「息子の結婚式に出席できるならば何でも約束します」「もう一回舞台で演技ができるなら何もいらない」というように死を、あるいは肉体的な深い痛み、恐ろしい手術などを先に延ばすためのあがきである。こうした約束はひそかに抱いている罪悪感とか、無意識の敵対願望に関係があることが多い。患者はたった一度だけというような期限を必ず付け加えるものである。

4. 抑うつ——抑うつには二種類ある。一つは、病気によって衰弱が進み、顔形も変わってくるし、経済的負担も重くなり、入院も長引いて、体が醜くなって恥ずかしいというような気持ちとか、あるいは非現実的な罪の意識からきたものであれば、励ましや、あるいはケース・ワーカーによる具体的な援助などによって、この抑うつ反応はかなり軽くなる。ところがもう一つは、自分が愛する対象一切を失うのではないかという喪失に対する恐れ（つまり防衛機構）によって嘆きの先取り現象がおきて、それによるうつ状態が始まる。この場合には励ましや力づけはあまり役に立たない。愛する人を失う時は悲しいのが人情であるから「悲しむな」というのは無理である。そんな時は、ただ黙って、傍にいてあげることが望ましい。

5. 受容——死ななくてもいい人に対する怒りを吐き出したり、自分の感情を出し尽くすと、怒りや抑うつが消えて現状をありのままに受け容れるという気持ちが生まれてくる。しかし、これは諦めた絶望的な放棄を意味しているのではない。自分のためになされるべき方法がもうないのだということがわかっても、「自分はまだ忘れられた存在ではない」ということを知れば、慰められるのである。疲れて衰弱し、ウトウトとまどろんで静かに死を待っているという状態は、「死がそれほど恐ろしいものではない」と感じることのできるいい経験になるし、これは死にゆく人自身にとっても、またそれを看病する側にとっても豊かな出会いとなる。

・最後に訪れる「死を受け入れる境地」

この五段階を経て死に臨み、死を静かに受け容れる境地をキューブラー＝ロスはデカセクシス(decathexis)と呼んだ。すべては無であるという解脱涅槃《げだつねはん》の境地のことである。キューブラー＝ロスがインタビューをした約二〇〇人は普通の市井の人ばかりであるが、そのほとんど全員が安らかな心の平和と尊厳のうちに死んでいったという。

「その日の午後、ジェーンはドロシーとジュリアの二人の看護婦に、自分は今までにも増して幸せだと語った。『――世界はこんなにも美しいのね。今それがわかったの。今まではそういうふうに見えなかったの。ここにいられてとてもラッキーだったわ。愛する世界の中でも、もっとも愛せる場所だわ』そして、人生で生まれることと死ぬことほど重要なことはないと言った。『〝誕生〟については私はなにも知らないわ。でも〝死〟についてならなんでも知っているの。私の知るかぎり、私のまわりはすべてがすばらしいわ。けっしてひどくなんかないわ。それがわかったので、思いを残さず死んでいけるわ』」（V&R・ゾルザ、木村恵子訳『ホスピス』三五八頁）

心の平安――スムーズに死を受け容れられる人

自分に死が迫っているとわかってから、否認の程度が軽くて、割合スムーズに死への五段階を通っていけるのは、次のような人たちだと、ムワリム・イマラは述べている。

① 今の経験について、近親その他の有意義な人々と心の底から喜んで話すことができる。
② 他者と対等の立場で会える。「真実なもの」を相手と分かちもつことができる領域で、他者と率直な対話へ入ることができる。
③ 善も悪も共々に受容することができる。

また、平生から率直な会話を人々と交わすことのできた人ほど、死を受け容れやすいようだとも述べている。

死が迫っている患者に心の平安をもたらすのは、次の五つだと森日出男は述べている。
① 苦悩の源を自分で作っていることに気づく。
② 執着しない。
③ 宇宙の法則を知る。

④ 現実をあるがままに素直に見て、それを受け容れる。
⑤ 大きな力に身をゆだねて、真理に従った生き方で、充実した生を生きる。生かされている自分に気づく。

慰め――一緒に苦しみ、死について話しあうこと

死に直面した人の恐れというのは、死そのものに対する恐れだけではなくて、自分が孤独になることに対する恐れを含んでいる。

人々が死ぬことを恐れる理由は、
① 痛み
② 親しい人たちとの別れ
③ 地位とか財産、名誉などをなくしてしまうこと
④ 自分が過去に犯してきた罪を償うことができなかったこと
⑤ 自分の計画や夢を実現できないことに対する後悔の念
⑥ 死んだ後に自分の体はどういうふうになるのか、自分はどこへ行くのかという不安

などである。

〈死にゆく人とともに死を感じる〉

今まで生きていた人生が楽しければ楽しいほど、そういう人生との別れが、ひどい孤独感と恐怖感を与え、生命の喪失に対して恐れを抱くのは当然であって、人生の最後の挫折感を味わうに違いない。

こういう場合に、「もうすぐ良くなりますよ」「早く良くなって、また旅行に行きましょうね」「顔色がいいから、きっと大丈夫ですよ」というような気休めが、恐らくごまかしであろうということは、患者が一番よく知っている。

そう言えば、その瞬間だけでも不幸な孤独感、絶望感から患者が救われるのではないかと周囲の人は思っているのであるが、本人はそれがむなしい慰めであることをどこかで知っているのであるから、そう言ってくれる人が嘘を言っていると思えば、信頼感が薄らいで、ますます孤独になるという悪循環をつくっていく。

誰もが自分に対して正直に話してくれないし、世話のやける病人だとしかみてくれない、と患者は思ってしまう。末期の患者が求めているのは、技術ではなくて、ベッドの横に腰をかけて、手を握り、話を聞いてくれる愛情である。そして、こういう患者に対しては治療をするというよりも、死に至る過程をずっと助けていこうとすることが大切である。

周りの人が死にゆく人と一緒になって、死を感じ、考えなければならない。愛している人に働きかけて、一緒に苦しもうとしなければならない。死に直面すれば非常に孤独になって寂しいのであるから、自分を愛してくれる人に手を握ってもらって、愛の彼岸性を一緒に確かめ合いたいのは人情というものであろう。

また、患者は残される家族のことをひそかに心配しているものであるから、家族が「大丈夫、あなたがいなくなっても生きていける」ということを知らせるのは、大きな慰めになる。

私たちは、ともすれば今、死にゆく人を避けて、そばに行きたくないというように尻ごみをするのが普通である。しかし、それではいけない。人間の現実にある痛み、苦しみ、悲しみ、恐怖などをその背景まで読みとって考えて、お互いにそこで話し合うことが、受容や信頼を作るきっかけになる。

自分にとっても大事な命、それは死にゆく人にとってもまた大事な命なのであって、それを互いに話し合うことによって一緒に考える。自分と同じ人間である患者に関心をもつこと、そしてその一人の人間が現実にもっている怒りとか悲しみを話し合う。人を大切にし、その人のことに一生懸命になって、その人の存在を認めて反応するということができなければ、その人を本当の意味で援助することはできない。


〈患者の孤独感をなくすには〉（ナイルズによる）

① 専門用語をなるべく使わずに話しかけよ。
② お天気などの無難な社交的会話だけを話すな。
③ 無視するな。
④ 「そのことを医師に尋ねてみましたか」と言って医師の権威の陰に隠れるな。

⑤　患者との間に注射器、食器などの品物を置くな。
⑥　患者を非人間化するな。
⑦　鎮静剤を使うな（痛みや苦痛をやわらげるために意識レベルを下げる薬。一日中うとうとしたような状態になることもある）。
⑧　日常的看護業務（体温や脈の測定など）や儀式的行為（枕の位置を直すなど）は、患者の尊厳と個別性をはぎとる。
⑨　嘘を言うな（死を隠すなど）。
⑩　わざと異常に陽気なふりをするな。
⑪　患者が自分の役割を果たすのを妨げるな。
⑫　より良いコミュニケーションを使え（言語的および非言語的）。
⑬　患者の受持ちナースやスタッフを決めて、取り替えるな。
⑭　ナース・コールに素早く応えよ（死期の迫った患者には、無意識の抵抗により応えるのが遅れがちになることが多い）。
⑮　患者を死者用の個室へ移すな。
⑯　面会を制限するな。

〈死にゆく患者を傷つけるもの〉

① 感傷的な同情
② 憐れみ
③ 人間的尊厳を傷つけるもの
④ 嘘
⑤ 表面的な慰め（「すぐ治りますよ」など）

病院での死――病院の都合でさまよう患者

高齢化傾向は急で、六五歳以上の割合は一九八五年には一〇・三％だったのに、二〇〇五年には二〇・二％、二〇〇七年九月の発表で二一・五％となっている。当然のことながら、高齢者層に死がおこる割合は多いから、老齢人口の増加に伴って、今後、高齢者が病院で亡くなるケースがますます増えることになる。

ある病棟から次々に死者が出るということになれば、その病棟に入院している他の患者の信頼を失うし、ゆっくりと、しかも確実に亡くなる患者がいることはやはり同じような影響を及ぼす。もし患者が死亡すると、ただでさえ人手が足りないところへ仕事が増えて忙しくなるので、医療者には大きな負担になるし、他の患者は憂うつな気分になる。

経済的観点からみれば、病院はベッドの回転を良くして、次々に患者を入れ替えなければ利益が上がらないので、もう何の治療も施しようのない高齢者や、死に瀕している病人を収容するのは、収益の点から敬遠されるきらいがある。大学病院では、「もう何も治療することがなくなった病人からは何も学ぶことがない」という口実のもとに、死にゆく病人が嫌われることにもなる。

死に瀕している病人自身も、一般病院の病室に入っているのは快適ではない。職員がそうした患者の訴えを聞いてくれたり、理解してくれるほど、その病棟は暇ではないからだ。ある病院では患者が死に近づくと、特別な病棟にある病室へ患者を移してしまう。

こうすれば医療や看護をしやすくなるけれども、患者を孤立させることになってしまう。こうして多くの病院が高齢者のターミナル・ケアを引き受けようとしないので、彼らは高齢者医療を専門とする病院、あるいは介護老人保健施設（老健）などに入ることになる。ところが、そうした施設での医療のレベルは決して高くない。また、病院、老健ともに原則三か月しか入所できないことになっているので、家族は受け入れ先探しに大変な思いをする。日常医療行為が必要な重症の患者は老健では受け入れてくれない。各種の老人ホームもほぼ同様である。

ターミナル・ケア――苦しみ・痛みから解放された最期のために

人生における終末を看とることをターミナル・ケアという。この「ターミナル」という言葉の語源であるギリシャ語はテロスであって、それは目標とか終末、完成、成就、統合という意味である。

ターミナル・ケアは、死が差し迫っていることが確実だと信じられている患者のケア（介護、世話）、そして、もう医学的な医療の努力は役に立たないと思われる場合の患者のケアを意味している。しかし、これは医師がさじを投げてしまって患者を見放すという意味ではない。

ターミナル・ケアの本当の意味は、患者が心静かに人間の尊厳を失わずに、病気の苦しみや痛みから自由になって死ぬことができるように保障し、精神的に支持することである。また、家族には、できるだけのことを患者に対して行ったという充実感をもってもらうように努めることである。家族としての責任を十分に果たさないうちに死なれてしまったとか、あるいは「ああすればよかった、こうもすべきだった」というような有罪感をもたないように必要な精神的支持をして、そして、不必要な悲しみからできるだけ家族を守ってあげる配慮が必要である。

ターミナル・ケアは患者の社会的、精神的、経済的、あるいは宗教的なすべての面をカバーするものであり、患者が自由に自分の感じや考えを述べることができるだけの、十分な信頼を与えうる医療スタッフとの人間関係があって初めてこれを実行に移すことができる。医療者は、落ち着いて静かな態度を保ちつつ、正直に理解をもって行動しなければならない。

ターミナル・ケアの主な目的の一つは、尊厳を保ったまま患者が死にゆくように配慮することである。もはや死にゆくことがわかっているのに、医師やナースが一分でも命を引き延ばそうとして、人工呼吸器や点滴などを無意味に続けるのは意味がない。

しかし、いったん患者に付けた人工呼吸器は、家族が依頼しても取りはずしてもらえることはない。医師が殺人罪に問われるからである。不必要な延命はしないと、あらかじめ患者、家族間で話しあっておくことが大切になってくる。

また回復の見込みがないにしても、生命を延ばす一応の方法はとるべきであるが、回復不可能であり、そして、苦しみを引き延ばすばかりとわかっている場合に、異常に不必要な努力を傾けるのは人間の尊厳を損なうものである。

ターミナル・ケアを目的とした小さな特殊な病院は次のような利点をもっている。

① スタッフがターミナル・ケアについて熟練している。

② 病気を治す必要がないのであるから、スタッフは対症療法や心理社会的なケアに全力を集中することができる。

③ 同じような症例が集まるので、研究しやすくなる。

④ 急性疾患専門の病院にみられるような緊張を味わわないですむ。

家庭でのターミナル・ケア――在宅ケアができる条件とは

死が差し迫っている病気の場合にも本質的には家庭で看病し、そして、家庭で亡くなるのが理想的な形である。家庭で患者に息を引きとってもらうことは患者に持続的な支持を与えることができるのと、家族があらかじめ悲しみの心構えをすることができるという点で利点がある。

家庭でのターミナル・ケアは、次のような条件が満たされる場合には可能である。

① 家庭でのケアが適切であり、医学的な見地から、それで対処できるということを医師が認める場合。在宅ケアは普通は病院での治療あるいは病院での検査の時期よりも前の期間に行われるこ

とが多い。

② 患者と家族が完全に在宅ケアに同意している場合。彼らは家庭において不安に直面しなければならないし、仕事の量が増えることをあらかじめ理解していなければならない。

③ 訪問看護による支持のサービスを受けることができる場合。

こうした条件が揃っていても、時に応じて短期入院することも考えなければならない。それによって症状をコントロールする方法を検討できるし、家族への重圧を一時的に取り除くこともできる。しかしながら、実際には社会的な事情でこうした死が差し迫っている病人を在宅のまま看病するということは少なく、またむずかしくなってきている。

緩和医療——日本におけるホスピスの現状

緩和医療と呼ばれる新しい医学分野がうまれ、それが緩和ケア、ホスピスケアと呼ばれている。インターネットで「緩和ケア病棟のある病院」と検索すると、「国立がんセンター」のサイトでこの承認された緩和ケア病棟をもつ国内の病院一覧がみられる。それによると、現在全国で一八二施設がある。この緩和ケア病棟では主にガンによる終末期に痛みをモルヒネなどの鎮痛剤で緩和し、最後まで生活の質（QOL）を落とさずにその人らしく生きることを目標としている。

WHO（世界保健機関）によって「緩和医療とは、治癒を目的とした治療に反応しなくなった疾患をもつ患者に対して行われる積極的な全人的なケア」と定義されている。
緩和医療の目標は次の五つである。
① 全人的ケア。患者の苦痛を身体的にだけでなく、精神的、社会的、霊的に把握してそれらが相互に関連する全人的苦痛として理解する。
② 患者や家族にとってできる限りの良好なQOL（生活の質）の実現をめざす。
③ チーム医療を大切にする。医師、看護師だけでなく多職種のスタッフの協力が不可欠。
④ 継続ケア。状況がゆるすかぎり入院と同じケアをうけながら在宅ですごせるような、二四時間体制が必要。
⑤ 家族のケア。愛する家族の一員を失おうとしている悲しみ、患者の苦しむことへの不安、看病疲れなどをかかえている家族への配慮は不可欠。

そしてその医療を支える医療従事者の姿勢としては次の五点がのぞまれるとホスピス医の細井順はあげている。

1.「誠実」―いいかげんな気持ちで接しない。
2.「感性」―患者の痛みを感じとる豊かな感性をもつこと。
3.「忍耐」―患者ととことんつきあう。患者のペースですごしてもらうからこそ患者の心が開かれる。

4.「謙遜」―患者から学び、患者に仕える気持ちをもつ。

5.「真の愛」―患者を大切に思う心をもつ。人間は愛によって支えられ、生きられるものである。

（細井順『こんなに身近なホスピス』七五〜七六頁）

日本で一番はじめに緩和ケア病棟が開設されたのが聖隷《せいれい》三方原《みかたはら》病院、二番目が淀川キリスト教病院と、いずれもキリスト教（プロテスタント）系である。聖ヨハネ会桜町病院もホスピスがあることで早くから知られていて、こちらもキリスト教（カトリック）である。「人は死んで天国に行く」、死をもって人間の人生の完成と考え、天国においてキリストとともに永遠の命を生きるという、その宗教の教えがいちはやく病院内で「死」を受け入れようという基盤を作ったように思える。

淀川キリスト教病院で、精神科医として長年ホスピスケアに携わった柏木哲夫は『愛する人の死を看取るとき――ホスピス・ケア20年の記録』（ＰＨＰ研究所）のなかで「キリスト教の考え方からいえば、私たち一人ひとりはすべて神によって『生かされている』わけであり、信仰とは、人間の力を超えたこの神の摂理を信じ、死ぬも生きるもすべてを神にお委せすることなのである。そのときには、死を自覚した人間の孤独感さえも神に委ねることができる、といえるのかもしれない」と述べている。

また、聖ヨハネ会桜町病院のホスピス医師だった山崎章郎は『新ホスピス宣言』（米沢慧との対談本、雲母書房）のまえがきでこう述べている。

「『ホスピスや死の臨床の真髄は平等意識である』という指摘はまさに当を得たものである……ホスピスケアが広がりそうでなかなか広がらない原因の一つとして、ホスピスケアの大前提であるがんの痛みを適切に取るということが一般医療の現場では、いまだ不十分なままであるという事実がある。痛みが取れてこそのホスピスケアなのである。一般医療現場でも痛みが適切に取られれば、患者さんたちの悩みは『痛みからの解放』を願うことから、『これからをどう生きるか』に代わり得る。」

さらに、山崎医師は理想の形で人間が死を迎えられるような仕組みを自らが実践するために病院を離れた。そして看護師やボランティアなどをも巻き込んで在宅で終末医療が送れるようなコミュニティケアを実践すべく「ケアタウン小平」を立ち上げた。介護の視点をもった医師でもありたいと介護保険のケア・マネージャーの資格までとって臨んだという。超高齢社会を迎え、医療・介護の境なく死と直面する機会が今後ますますふえるとき、患者を最後まであたたかくささえようという新しい取り組みに大いに期待したい。

理想のホスピスのかたち――聖クリストファー病院の場合

ホスピスというのは、建物をいうのではなく、治る見込みのない患者を扱う一つの考え方である。

治る見込みのない人が、残された短い日々を、苦痛や不安なしに、最後まで人間らしく生き抜くことを援助するのがホスピスの目的である。

具体的には、肉体的苦痛、精神的苦痛、社会的苦痛（地位や収入について）、宗教的苦痛（自分の信じている宗教の教会、集会に参加できない）、家族が抱く苦痛を軽くするために援助する。

英国のロンドンの南のシートナンにある聖クリストファー病院は、代表的なホスピスとして有名で、ターミナル・ケア用の五四ベッドをもつ小病院である。そこでは入院ばかりでなく、外来治療も行っていて、在宅ケアの面倒もみている。そこでは患者たちは悲観的になることなく非常に友好的にのんびりして生き生きと暮らしている。

患者たちが到着した途端に、歓迎されているという雰囲気を味わってもらう仕組みになっている。入口のところでは看護師長が待っていて出迎えの挨拶をし、ベッドは温められていて、その人専用のストレッチャー（寝台車）や車椅子が玄関に用意されている。そして、その患者が尊敬されるであろうという印象を与えるように、すべての配慮が行き届いている。

痛みのコントロールが強調されていて、患者が要求しなくても一定のスケジュールで鎮痛剤を定期的に与えるように計画されている。昼食と夕食の前にはお酒も出されて、これが重要な治療になっている。年をとった人に対してはアルコールは最も良い鎮静効果（安心させ心を静かに保たせる）があるし、また社交を促進する役割をも果たしている。

死にゆく者にとっては、家族とか、友人とリラックスした瞬間を楽しむことは非常に大切である。

症状が抑えられ、痛みがおこらなければ、患者はふたたび生活に興味をもって自分に意味があるような個人的な活動に戻ることができる。幼い子どもをも含めて、親戚はいつでも面会に訪れることができ、庭を一緒に歩いて新鮮な空気や花や池を楽しむことができる。

この病院では患者が家族と一緒に運動場で子どもたちと気楽に戯れている姿を見ることができる。その子どもたちの母親はこのホスピスで働いているのである。この病院では、死の迫っている人が壁の向こうに隔離されるとか、孤立させられることはありえないのだ。

鎮静剤（意識レベルを下げる薬）を与えて自分の感情を隠したりするよりは、むしろ泣いたり、あるいは悲しみを表現するように患者にすすめ、「私たちはどんなことがおこってもあなたと一緒にいて、ずっとあなたと接触を続け、できるだけのことをしますよ」という態度で患者を安心させている。医療者と患者との公式の関係は、ここでは医師とか、ナースとか、医療スタッフとか、患者とかいったいかめしい関係ではなくて、医療者も患者と同じような取り扱いをされている。医者だからというような特権は何もない。そして、患者が自分の考えや感じを表現しやすい態度をとるようにすべてのスタッフが教育されている。

ここでのケアは、リッスン（聴くこと）である。患者が特別に意味のあるような態度や発言をした時には記録され情報が共有されている。痛みが完全にコントロールされていて、再発していないかどうかはインタビューによってチェックされている。そして、鎮痛剤（痛みをやわらげる薬）注射の打ち過ぎによって患者の意識がもうろうとなっているようなことはない。患者たちは個人的に興味があることに打ち込んでいたり、仕事をしたり、あるいはグループで何かを楽しんでいる。

ここへ来る前に大きい病院で経験した生活と、それがどんなに違うかということを患者たちは強調している。そして、ホスピスに籍をおいたまま、時々外泊で自宅に帰ることもできる。自宅にいる間には病院から医療チームのメンバーが往診をして、もしも必要ならばいつでも再入院できる。

この陰気臭くなく、友好的な場所を誰も立ち去りたくない。ここの患者は、薬漬けになって、眠り続けているようなこともないし、また人工呼吸器などの器械につながれたり、体中にチューブを挿入されたりすることもなく、死が差し迫っている患者として自分に残されている生命の量（長さよりは質）を強調されて、日々の生活を送っているのである。

塀のない病院という考えから、患者は往診の保証を得て、コミュニティに戻る。それで、患者は入院したり、あるいは退院したりするのに抵抗が少しもない。患者が亡くなっても、死を隠そうとせず、病棟で患者が亡くなったときは、他の患者と大ぴらにその話をすることが好ましいこととされている。

患者が亡くなった時には、亡くなった患者の家族に対しても悲しみを抑えたり、あるいは心理的、生理的な適応を回復させるために援助している。

ホスピス・チーム——患者をささえるスタッフたち

アメリカのボストンにあるタフツ大学医学部と連携をとっているサミエルシュタック病院に、この聖クリストファー・ホスピスをモデルにしたホスピス部が設けられている。患者が心地よく死んでいくためには、ターミナル・ケアの意味が患者やその家族、スタッフなどによく理解されているべきである、というのがここの方針である。

医師、ナース、ケース・ワーカーなどそれぞれがデータを集めたり、あるいは決定を下したり、まったく同等の権利をもってチームとしての研究をしている。どこにでもみられる病棟のスタッフの他に、精神科専門のナース、パート・タイムの社会学者、パート・タイムの心理学者、諮問精神科医、牧師も加わっている。患者のケアについては心理学的、社会学的な側面も生物学的な要求と同じように考慮して決定される。

死にゆく人たちに必要な心のささえを与えるため、日本でもキリスト教系の病院では病院付きの牧師（チャプレン）、神父、シスターが活躍しているし、仏教者もこの活動に参加しはじめている。

普通の病院ではなかなかこういうスタッフを揃えることはむずかしいので、ターミナルの患者を扱った経験をもっている医師、ナース、ケース・ワーカー、臨床心理士（カウンセラー）の誰かがヘッドになったチームが、今ある病棟のスタッフを助けて死が迫っている患者のケアを行うシステムを作るのが望ましい。

このシステムがあれば心理的社会的な支持を継続的に患者に与えることができるし、在宅ケアができる可能性もある。家族のカウンセリングもできるし、医師の責任を軽くすることもできるし、さらに慣れていない医師を指導することもできる。また、患者が亡くなった後で近親者にサービスを続けることができるなどの点で、こういったチームを設けることには大きな利点がある。現在数は少ないが、こういうチームをもった病院も、日本でもないわけではない。

患者を安心して死に向かわせるというのは、非常に意味のある専門的な仕事であるし、それは医学的処置をし損なった結果ではないということを、私たちは覚えておく必要がある。

延命——人間らしい最期とは

死が迫っている患者の場合には問題がいくつかある。一つは命を長引かせる治療が行われている場合に、もう自分は助からないことを悟って、「点滴とかＩＶＨ（中心静脈栄養）などの栄養補給を止めてほしい」と、患者本人が申し出た場合に、医療者側がそれを患者の希望通りに止めてしまうかどうかという問題である。

難病をかかえて産まれてきた新生児で回復不能で死んでいくことがわかっているにもかかわらず、気管切開、腸の縫合などといった手術までして、数日間の命を引き延ばしたり、血液検査、尿検査、レントゲンなどを次々に行って、家族を経済的にも危機に陥れる医療が行われることもある。そして、その間、患者は苦しみを引き延ばされ、家族もその見るに耐えない様子を長いこと眺めて、苦痛を味わわなければならない。苦痛を取り除くことができないままに、命を延ばすことだけを目的にする医療は間違いであろう。

死にゆく患者に生命引き延ばしの様々な処置をしてよいのは次のような場合だと、フロイト派の精神分析医でノルウェーに亡命し、一九四〇年にアメリカに移住したヴィルヘルム・ライヒ（一八九七

〜一九五七）は述べている。
①　それによって生命が引き延ばされる可能性が濃い。
②　苦しみとか、痛みとか、不快感がその処置によってもおこらない。
③　患者が心安らかに自宅へ帰って死にたいと申し出たような場合。
④　処置の費用が予想外に高くない場合。
⑤　遺産相続などのためにどうしても生命をあと数時間引き延ばす必要がある場合。
⑥　輸血を拒否する宗教信者のように特殊な良心の問題がある場合。

このようなガイドラインを参考にして、医療者は臨床的な判断、家族の有罪感、間違った情報、病気から回復する希望があるかないか、などということを総合的に考慮したうえで、必要以上の医療を加えるかどうかを決める必要がある。

人間は死んでいく権利をもっており、痛みや苦しみなしにすべての患者を死なせてあげることが必要であって、人間は必ず死んでいく運命にあるのだから、生命を無理やりに人工的に引き延ばすことはあまり意味がない。

日本では、本人の気持ちよりも医療優先で、医学的に命を一分でも長く延ばすことだけが優先されていることは反省しなければなるまい。もっと人間らしい最後の日々を送れるように、患者自身のためを考える必要がある。

患者は自分の命をどうするかということを決定する責任をもっている。自分の予後を知らされていないとすれば、患者は「どうしようか」ということを決定する機会を否定されているようなものである。患者の体は自分の家や財産などと同じように、自分の持ち物であって、それは医療者の手に任されてはいても、彼の持ち物であることにかわりはない。

患者の成長——迫り来る死をバネにして

死刑囚の場合には死刑の執行が間近いと思うと毎日毎日が非常に貴重に思えるものだそうである。一日一日、その短い人生が過ぎていくのが非常に早いようにも感じる。そして社会にいる時にどうして時間をもっと大事にしなかったのかと悔やむ。

死にゆく病人の場合にも、残された時間を使って、自分が目的としていた仕事の完成に全力を尽くしたり、子どもの世話をしたりして、与えられた自分の生を昇華させて、周囲の人に非常に大きな感銘を与えながら亡くなっていく人もいる。つまり、自分の持ち時間が非常に限られているという、猶予期間が残り少ないという自覚が、それまでのその日暮らし的な生き方を変えるバネになっている。

人間は、誰もが最後の日まで心の成長を続けるものだ。死が迫ることによって人間は次のような変化を遂げて大きく成長する。

① 生命の尊さを知る。

② 生きることのすばらしさや喜びを知る。

③ 病気と闘う勇気をもつ。
④ 病気に耐える知恵を学ぶ。
⑤ 死を乗り越える信仰をもつ。
⑥ 心の平安を学びとる。
⑦ 人間として成長する。

〈どのように死を受容するか〉

死に直面した時、人間は三種類の道を選ぶことができる（ムワリム・イマラ）。

① 絶望して憂うつになる。
② 死が迫っているという現実から目をそらしてわざと陽気になる。
③ 創造的な生き方へと解脱する。

創造的な生き方とは――アイデンティティに目覚めること

この③についてすこし詳しく説明してみたい。人間というのは、他者との関係の中でしか自分自身を見ることができない。自分の存在を、人間は単独に自力で創り出すことはできず、他の人の存在から与えられるだけである。死が迫った時、私の存在は他者にどのような意味をもっているかという、人間存在の意味と重大さとを求める格闘が始まる。

他者との交流の永続が保証されれば、死を受容できるように感じる。私が人間として意味がある者だという感じは、誰か他者に、あるいは私の自己よりも大きな「何者か」に、受け容れられていることを知ると、初めて成り立つのだ。自己より偉大な「何者か」とは、信仰をもつ人なら自分の信じている神や仏であり、そうでない人にとってなら、大自然、雄大な山、河、海、空等々であろうか。受容は成長の始まりなのである。私の現存在を私が受容し、他者あるいは超越者が私を受容し、その二つのことに支えられて、生の必然的結果としての死を私が受容することがおこる。

人間は変貌することができる。これまでは自分が本当に求めている生き方に気づかず自己破壊的に生きてきたことに死が迫った時に気がついて、一個の人格として自分自身をいたわり、慈しみ、喜びや悲しみ、愛憎、孤独と共存を知る一個の肉体として貴ぶことになる。私は、今、ここで、誰だろうか、というアイデンティティの問題に目覚めるのだ。

そして、この経験について他の人々と対話し交流し、経験を分かち合うことに対して自分を開くことになる。生は自分の中心へ凝集し、自己信頼を深め、自己充足的となる。バラバラではなく、一定の方向に向かっての統一された自己感覚をもって生きること。そうした純正でより真実の生活へ自分の生活を変え、経験と行動とを拡大することを可能にするのは、人間の超越への能力である。

以上に述べてきた、死を受容する人の、①アイデンティティ、②他者との交流、③方向をもった生き方――という三項は、アメリカの心理学者ゴードン・オルポートが指摘した「成熟したパーソナリティー」の三つの人格特性（①自己客観視、②自我拡張（自分の体と自分の物質的所有物以上のものに関心をもちうる能力」、③統合する方向への生の哲学）と非常によく似ていることをイマラは指摘している。

死に学ぶ――本当に価値あるものが見えてくる

「死んでいく人が生き残る人にいろいろ教えてくれる」というのは、どういう意味であろうか。たとえば、ある夫は白血病にかかって入院した。そして、夫はその病名を知らずにいるというような場合に、妻はどうしてよいかわからず、ただ病室にいるだけだった。しかし、そのわずかな数日間ほど、その夫婦にとっては充実した日はなかったと、川中なほ子は次のように書いている。

「考えてみれば夫の宣告があって以来、私は全く何をしていいのかわからず、ただ病室にいるだけだったのですが、あの日々ほど私たちにとって充実した日はなかったかもしれません。至らない私をこの上なく大切にしてくれた夫と、夫への感謝以外何も考えられない私とで日々は完成していきました。本当に短い生命でしたが、私は初めてのように愛するとはこのようなものだということを知り、生きることの意味を知り、死の彼方の実在、生の本質に触れることができたのです。

本当に死の存在が、人間に生を教えることができるというのは不思議なことです。このような夫を、看病して知ることが出来たのが、私の生涯の最高の幸福でした。それは私たちなりの愛の完成だったからです。私はこのように死を前にした生と愛の凝縮が人間に何を教えるかをやっと理解したのです。よそよそしい忌わしい穢らわしい死の様相が、私の生きた長い年月のうちにこんなに顔を変えてその本性をあらわして来たのです。死の理解は生の把握に比例し、生の充実と愛は死を超えるものであったことをやっと理解するようになったのです。

この時を契機として、永遠なる彼岸の実在が、あの夫のいる超越の世界が手にとるように確実になってきたのは事実です。夫が私の夫として、私の心の内に如実に生きているのを感じるのです。もうすでに人びとが彼を忘れ、時折、時が経つのは早いですねと彼を遠くに懐かしむような今になっても、誰にも彼の姿が見えなくても、誰とも共有しないですむ二人だけの絶対の結びつきの愛が、時間・空間を超えてそこに存在しているのです。客観的な不変の愛の機構が、あの死の瞬間に消えてしまうなどとは信じられないのです。死は愛に終止符を打つ力を持っているはずがないのです。」

〈曽野、デーケン編『生と死を考える』一四五～一四六頁〈川中なほ子「家族の死と残された者の生」〉〉

「死にゆく人は物事の本質を知っており、私たちにそれを教えてくれる。そして、苦しめば苦しむほど霊的な能力はどんどん大きくなる」とキューブラー＝ロスは述べている。

死期を悟った人の言葉に恐れずに耳を傾けてみると、そういう人たちこそ私たちに何かを教えてくれる人である。ただし、教わるにはこちらが謙虚でなければならない。人間は本能的に自分の死について知っていると思われる。人間というのは四つの部分から成り立っていて、一つは肉体であるが、後の三つは現代医学ではともすれば無視されがちな感情と知性と霊的な要素である。

自分が謙虚であって、開かれた心をもち、無条件の、何の代償も期待しない愛をもっていれば、霊的な言葉を聞き分けることができる。人生というのは働いて、お金を儲けてというようなものだけではなくて、無償の愛に支えられているのである。世間的な、あるいは社会的な成功などというものは間違った価値であって、死ぬ時になれば、そんなものは一文の価値もないことがわかるであろう。死にゆく人たち、とりわけ子どもたちは非常に優れた教師である。

「買うことができない愛、お金に代えられないようなものをもっている」と感じることで、その人は幸せになれるのである。

死亡を告げる——臨終後までこまやかな心づかいを

患者が亡くなってしまうと、医療者はこれですべて仕事が終わったと感じがちであるが、そうではない。普通いまわの際には患者に人工呼吸器や点滴が取り付けられて、肉親は部屋の外に追いやられてしまい、待合室で待たされることもある。そして、「只今お亡くなりになりました」という通知をひたすら待っているのである。

もしもナースが死に対する自分の感情が未熟なために、とてもこんなことを告げることはできないと感じるならば、医師など、その他の人に役割を代わってもらうべきである。また、家族が「亡くなった人の顔を一目見てから立ち去りたい」という希望を出した場合には、それを見たら、きっとびっくりしてしまうだろうなどと思って、断わったりしてはならない。普通は、そういうことに耐えることのできる人たちがこういう要求を出すことが多いからである。

「只今、息をお引き取りになりました」という情報は、個人に告げるよりも、家族一同に告げるほうがよい。こういう事実を告げるには、他の大勢の人たちが見ていないところ、家族の人たちが泣いたりできるようなプライバシーが守られる場所が好ましい。できるならば、患者が死ぬ前に、あらかじめ近親者の悲しみを和らげる方法を講じておかなければならない。現実の死よりも前に悲しみの感情を表現する機会があればあるほど、その後はそのような感情に耐えやすくなるものである。

病室から家族が去ると、看護師などで亡くなった患者に必要な処置を施して、霊安室へ移動することになる。

以下は、先日夫を亡くされた友人から聞いた話である。この霊安室で帰宅のための寝台車を待つあいだに、看護師が「これは△△さんのお好きな曲でしたね。最後までよくがんばられました」と、CDプレーヤーを持ってきて静かな音楽を流してくれ、ほんとうに家族が静かな別れの時を過ごせた、と語ってくれた。

このような少しの心くばりが、その後の家族の立ち直りにどれほど効果があるかも心得ておきたいものである。

第6章 グリーフ・ワーク——悲しみへの援助

悲しみへの備え——「喪失の物語」から死を学ぶ

現代社会では死が隠される傾向にあり、我々の現実の生活で死に接することが少なくなっているのは、すでに前章に記した。死やそれに伴う悲しみについて、それを自分の中でとらえ直して深めていく時間的な余裕がなくなってきている。自分が固有の生き方をして、不意に訪れる死や悲しみに備えることや、生活の中に自然というものを回復することが大切である。そして死や悲しみがきても、それを自然な生命というのはこういうものだという考えの中に相対化して、自分の生きるエネルギーに変えていくことが大事である。

昔からおとぎ話や民話では、喪失の物語が非常にたくさん語られており、子どもたちはそれを聞いて悲しみを処理する方法を学んできた。これは一種の死に対する準備教育である。

トーマス・ア・ケンピス（一三八〇～一四一七）は『キリストにならいて』という本の中でこのよ

うに書いている。

「夕べが来たならば、不遜にも明日までの生を約束されているなどと思ってはならない。それゆえに、いつも用意を怠らずに、死に不意打ちをくわされないような生き方をしなさい。不意に、また予期せぬ時に死ぬものが多い。また自分の死期を今日だと思って、毎日、死ぬ心構えを怠らないものは、祝福された人である。」

蓮如もまた有名な『御《お》ふみ』の中で次のように述べている。

「夫《それ》人間《にんげん》の浮生《ふしやう》なる相《さう》をつらつら観《くわん》ずるに、『おほよそはかなきものは、この世《よ》の始中終《しちうじゆ》。まぼろしのごとくなる一期《ゐちご》なり。されば、いまだ万歳《まんざい》の人身《にんじん》をうけたりといふ事《こと》をきかず。一生《ゐちしやう》すぎやすし。いまにいたりて、たれか百年《ひやくねん》の形体《ぎやうたい》〔=姿・形〕をたもつべきや。我《われ》やさき、人《ひと》やさき。けふともしらず、あすともしらず。をくれさきだつ人《ひと》は、もとのしづく・すゑの露《つゆ》〔=人の死の先あとは予想できないというはかなさ〕よりもしげし』といへり。されば、朝《あした》には紅顔《こうがん》ありて、夕《ゆふべ》には白骨《はくこち》となれる身《み》なり。すでに無常《むじやう》の風《かぜ》きたりぬれば、すなはち、ふたつのまなこたちまちにとぢ、ひとつのいきながくたえぬれば、紅顔《こうがん》むなしく変《へん》じて、桃李《たうり》の〔=美しい〕よそほひをうしなひぬるときは、六親眷属《ろくしんくゑんぞく》〔=家族と親族〕あつまりて、なげきかなしめども、更《さら》にその甲斐《かひ》あるべからず。さてしもあるべき事《こと》ならねば〔＝いつまでもそうしてはいられないので〕とて、野《や》外《ぐわい》にをくりて、夜半《よは》のけぶり〔＝煙〕となしはてぬれば、ただ白骨《はくこつ》のみぞのこれり。あはれといふも、中々《なかなか》をろかなり。されば、人間《にんげん》のはかなき事《こと》は、老少不定《らうせうふぢやう》のさかひなれば、たれの人《ひと》も、はやく後生《ごしやう》の一大事《ゐちだいじ》を心《こころ》にかけて、阿弥陀仏《わあみだぶち》をふかくたのみまいらせて、念仏《ねむぶち》まうすべきものなり。あなかしこ、あなかしこ。」

グリーフ・ワーク（喪の仕事、grief work）——悲哀を乗り越え、立ち直るために

愛するものと死に別れると、最初は衝撃を受けて、次に嘆き悲しむ各段階を経てから、最後に相手は死んでしまったのだという現実を受容して、今までの生き方とか考え方を見直し、新しい決意で自立していく。こうした過程全体を「グリーフ・ワーク」、「喪の仕事」という。

英語の grief, bereavement, mourning は混同されやすいが、意味が違う。

grief は、喪失に対する肉体的、感情的、行動的反応と喪失感。

bereavement は、喪失による痛みに対する肉体的、感情的、社会的、文化的反応を含む広い意味での悲嘆。

mourning は、喪失後の生活を再適応させる過程。

悲しみや嘆きは喪失に対する正常な反応であって、決して病的なものではない。ただし、たった一人でそういった悲しみや嘆きを抱え込むことによって正常な立ち直りを遅らせるようなことをしてはならない。嘆き悲しんでいる人が、悲しい現実に触れながらも、他の人たちが温かい気持ちで共感を抱くことによって、それから早く立ち直らせる援助のことをグリーフ・ワーク、グリーフ・カウンセリング、グリーフ・ムーブメントという。

愛する対象の喪失、または悲嘆にくれる人、あるいは喪失を予想して悲しんでいる人の傍らにたたずんで、その人を保護し、慰め、基礎固めを助けて、新たな運命に向かわせるように試みることがグリーフ・ワークである。

シェークスピアの四大悲劇のひとつ『マクベス』に「こういう知らせを聞く時もあろうと思っていた」というせりふ（五幕五場）が出てくる。悲しみを癒すのは、葬式などの儀礼ではなくて、儀礼を通して作用する人々の共感であり、人と人との温かい交わりである。悲しみに対する援助というのは、残されたものに対して、悲哀を過去のものにしてあげるとか、亡くなった人への愛情を断ち切れというのではない。悲哀を乗り越えて、愛する人がいなくなった新しい状況に適応して立ち直ることを援助するのである。

対象との間に心のつながりが強ければ強いほど、喪失に対する悲哀も強くなる。精神分析の創始者であるジクムント・フロイト（一八五六～一九三九）は「知的には、愛する対象がもはや存在しないとわかっているのに、人間は愛着の向きを変えたがらず、代わりのものが誘っているというのに、それでもその向きを変えようとしない」と言っている。悲哀に陥っている人間は、現実から顔をそむけてまで失った対象に固執するというのだ。

悲哀の仕事つまりグリーフ・ワークは、この対象とのかかわりを一つひとつ再現して解決していく作業である。フロイトは「悲哀の仕事が完了した後では、自我は再び自由になって現実に戻る」と言っている。死が必然であることを認め、死を受け容れるということは、失った対象を心から断念できるようになるということである。「悲哀の仕事」（グリーフ・ワーク）は、そのような断念を可能にする心の作業である。

〈残された人の心を癒す〉

生き残った人の悲嘆を癒す仕事を、「グリーフ・ワーク」カウンセリングの専門家であるJ・W・ウォーデンは次の四つに分けた。

① 喪失したという現実を受け容れる。
② 悲嘆の痛みを経験する。
③ 死者がいなくなってしまった環境に適応する。
④ 情動エネルギーを他の関係へ転じる。

グリーフ（悲嘆）というのは非常に長くて暗いトンネルの中を歩くような感じである。しかし、その時に自らも悲嘆にくれて、しかもそれにうち勝ったという体験をもっている人が手をつないで一緒に歩いてくれることを知れば、長い長い真暗なトンネルを歩くのにもどんなにか心強いことであろう。

表6-1　悲嘆の症状

項目	内　　　容
感じ	ショック，怒り，有罪感，悲しみ，無力感，空しさ，絶望感，不安，心の痛み，解放感，苦痛軽減，疲れ，寂しさ，ゆううつ，自己嫌悪
心理・生理的反応	胸を風が吹抜けるような感覚，背痛，腕痛，食欲不振，体重減少，口の乾き，呼吸困難，過呼吸，ため息，のどに塊りがつかえた感じ，頭痛，不眠，悪夢，号泣，号泣不能，全身衰弱，鼻づまり，眼の充血，味を感じない，ふるえ，多動（そわそわ），音や光に過敏，脱力，首の後ろがこる（肩や腕に拡がる）
行動面の反応	離人症，時間感覚混乱，集中困難，自発性減退，自殺念慮，事故頻発，ひきこもり，死者のことで頭がいっぱい，錯乱，幻覚，恐怖症，強迫行動，逃避行動（アルコール乱用，薬物乱用），蒸発

（S. Johnson による表を一部修正）

グリーフ・ワークないしグリーフ・カウンセリングを行っている団体には、イギリスでは「クルーズ」（壺という意味）、アメリカでは「シャンティ・プロジェクト」（シャンティは心の平和という意味のサンスクリット語）などというボランティア活動があるし、ホスピスでも、亡くなった患者の遺族に限ってグリーフ・ワークをしているようである。

悲嘆の症状を表6－1に示す。

グリーフ・サイクル――人の一生は喪失の連続である

小さい子どもにとって母親と別れることは、たとえようもない悲しみや怒り、不安と恐怖をもたらすものである。イギリスの発達心理学者で精神科医ボウルビーは、母親によって愛撫や抱擁をされる愛着行動が乳児の健康な精神活動を維持するために必要だということを強調しており、乳児が母親から長期間引き離されていると、悲しみや不安、怒りなどが内向して、大きくなってからもちょっとした喪失体験によってその悲しみがよみがえり、病的な悲嘆反応を引きおこしやすい人間になると、述べている。

人の一生には、親との死別ばかりではなくいろいろな喪失がある。若い時には失恋によって恋人を失うこともあろうし、入学試験に失敗することによって希望を失うこともあろう。中年になると自分が積みあげてきたものを失うことがある。あるいは離婚によって配偶者を失ったり、事業の失敗によって財産を失ったり、自分の親や自分の子どもの死に立ち会う機会も増えてくる。中年以降になると、社会的役割を段階的に喪失していくことになる。高齢になると定年退職が迫ってくる。

日本人の場合は、仕事こそ生きがいだ、と考えている人が非常に多いので、自分の価値というものは会社での仕事や業績と同じものだと考えてしまう人がある。そうなると退職するということは、自分の価値がなくなるということであるから、非常な苦痛をもたらす喪失体験になってしまう。

この他、高齢者では病気や生理的な働きが衰えてくる身体面の喪失感、あるいは若さが遠のいていく若さの喪失感、あるいは自分の同級生や大勢の知人が亡くなる率も増えてくる、そうしたたくさんの喪失感に直面しなければならない。

言い換えてみれば、幼児期に母親からある日母乳を断つように言われた時の母親喪失感に始まって、人間の一生というのは喪失の連続とも言え、また喪失したものへの憧れと悲哀とで満たされているとも言えよう。これを斎藤友紀雄は「グリーフ・サイクル」と呼んでいる。

悲嘆反応——あまりにも強く長く続く場合は

愛する対象を失った場合の悲嘆反応については、児童の場合をボウルビーが、成人の場合を平山正実がわかりやすく表にまとめているので、ご覧いただきたい（表6-2、3）。成人の場合の詳細については、デーケンの考えを紹介しておく（表6-4）。

〈悲嘆反応の強さ〉

悲嘆反応がおきる条件、またその反応の強さは、次のようなことで決まってくる。

① 高齢者よりは子どもの死のほうが衝撃が大きい。配偶者を失った場合は高年齢になるほど、また男性のほうがストレスが大きい。

② 予期しない死というのは悲嘆の程度が強い。予期していないので、「あの時にもしこうしていれば死なずにすんだのではないか」というような後悔の念や自責感が強い。「なぜ自分だけがこんな目に遭わなければならないのだろう」といった怒りの感情によって悲しみの気持ちが深くなる場合もあり、生き残った者が相手の死を現実に受け容れるために非常に長い時間がかかる。

③ 死んだ相手に普段から愛着が強くて、共生的な関係にあった人は、相手の死をなかなか認めることができなくて、悲嘆の度合が強くなる。

④ 幼い時に両親を失った体験をもっている人とか、あるいはうつ病や神経症になったことがある人は、青春期、あるいは壮年期になってからのちょっとした喪失体験が引き金になって病的な悲

表 6-2　対象喪失による児童の心的過程（Bowlby 論を森が一部改変）

第1期	抗議 (protest)	対象（母親）を失ったことが信じられず，失った対象を必死になって取り戻そうとする無意識的願望が強く，現実に激しく抗議する段階。
第2期	絶望 (despair)	失った対象と再び結び付こうとする試みと，それができない失望の繰り返しから次第に現実を認識し始めて，心が一時的に解体し，激しい絶望感が襲う悲哀の段階。
第3期	離脱 (detachment)	対象に興味を失って忘却したかのようになり，やがてそれに代わる新しい対象を発見して，それと結合することで心を再建する段階。

（森省二「幼児，児童の対象喪失」『現代のエスプリ』No. 248, 1988, 76 頁より転載）

表 6-3　正常な悲嘆反応——悲嘆の過程

初　期 （驚愕の段階）	第Ⅰ期 （抵抗の段階）	第Ⅱ期 （絶望の段階）	第Ⅲ期 （虚脱の段階）	現実受容の段階	見直しの段階	自立と再統合の段階
ショック 混乱 無感覚 非現実感 変容感	罪責感 敵意 拒否 取り引き 探索行動 苦悶 死者に対する思慕や憧憬 希死念慮	抑うつ 寂寥感 引きこもり 自尊心の低下 卑小感 悲哀感	無力感 無関心 感情の平板化 アパシー	平静 解放感 現実世界への関心 理性的思考	意味の探求 つぐない 希望 発想の転換 新たな決意	新たな同一性の獲得 ユーモア 人格的成長 新しいライフ・スタイルの確立 新たな友人の獲得

———— 悲嘆のプロセス ————→

（平山正実「悲嘆の構造とその病理」『現代のエスプリ』No. 248, 1988, 47 頁より転載）

表 6-4　成人の悲嘆反応

段　　階	内　　　容
①精神的打撃と麻痺状態（shock and numbness）	愛する人の死という衝撃により，一時的に現実感覚が麻痺状態に陥る。一種の防衛機制と考えられる。
②否認（denial）	理性が相手の死という事実の受容を否定する。
③パニック（panic）	身近な人の死に直面した恐怖から，極度のパニックに陥る。
④怒りと不当感（anger and the feeling of injustis）	不当な仕打ちを受けたという感情から強い怒りを覚える。
⑤敵意とルサンチマン（うらみ）(hostility and resentment)	周囲の人々や故人に対して，敵意という形でやり場のない感情をぶつける。
⑥罪意識（guilt feelings）	悲嘆の行為を代表する反応で，過去の行いを悔やみ，自分を責める。
⑦空想形成，幻想（fantasy formation, hallucination）	空想の中で，故人がまだ生きているかのように思い込み，実生活でもそのようにふるまう。
⑧孤独感と抑うつ（loneliness and depression）	健全な悲嘆のプロセスの一部であるが，早く乗り越えようとする努力と周囲の援助が大切である。
⑨精神的混乱とアパシー（無関心）(disorientation and apathy)	日々の生活目標を見失った空虚さから，どうしたらいいかわからなくなる。
⑩あきらめ－受容（resignation – acceptance）	自分の置かれた状況を「あきらか」に見つめ，現実に勇気をもって直面しようとする努力が始まる。
⑪新しい希望－ユーモアと笑いの再発見（new hope – rediscovery of humor and laughter）	ユーモアと笑いは健康的な生活に欠かせぬ要素であり，その復活は，悲嘆のプロセスをうまく乗り切ったしるしでもある。
⑫立ち直りの段階－新しいアイデンティティの誕生（recovery – gaining a new identity）	以前の自分に戻るのではなく，苦悩に満ちた悲嘆のプロセスを経て，人は新たなアイデンティティを獲得し，より成熟した人格者として生まれ変わるのである。

（A・デーケン「生と死を考える会」『現代のエスプリ』No. 248, 1988, 148〜149 頁より要約転載）

嘆反応がおこりやすい。

また、次のようなケースでは、悲嘆反応が異常に強く長い。

① 若い。
② 子どもがいる。
③ 依存的である。
④ 感情を表に出さない。
⑤ うつ病の既往歴がある。
⑥ 精神的に支えてくれる人がいない。
⑦ 心的外傷になる死であった。
⑧ 夫婦仲が不安定（好きと同時に嫌い、など）である。
⑨ 何回も生活の危機を味わった。
⑩ 子どもを失った両親（特に母親）である。
⑪ 親を失った幼児である。
⑫ 強い有罪感がある。
⑬ 死を防げたはずという思いがある。
⑭ 急死であった。

⑮　何人もの死を体験した。
⑯　マゾヒズムである。
⑰　死者を愛していたと同時に憎んでいた。

〈悲嘆反応の異常〉

悲嘆反応の異常を平山正実は次の三種類に分けている。

①　慢性悲嘆反応
②　延長された悲嘆反応
③　誇張された悲嘆反応

①では、悲嘆の過程が長引くものであって、普通は早くて三か月、遅くても一年以内に悲嘆反応が消えるのであるが、この期間を過ぎたものをいう。
②では、相手が死亡した後、しばらくは悲しみの感情は抑えられているが、ある一定の期間が過ぎた後に、ちょっとした機会に初めて悲嘆反応がおきる。反応がおきる前の、感情が抑圧されている期間には、死んだものが訴えていたような症状を訴えたり、社会とのかかわりを拒否したり、自傷行為をとったり、あるいは統合失調症のような症状が現れる場合がある。
③は、死に別れた後で不安感が強くなって、毎日毎日死に対する恐怖感でいっぱいになる。

〈悲嘆反応を弱めるには〉

悲嘆反応を弱めるには、悲嘆にくれている人の話を聴いてあげることが有用である。いつ、どこで、どんなふうに、誰と一緒の時に亡くなったのかを、何回も繰り返して話していると、家族は死の状況を現実化でき、悲しみも収まって、心が安まってくる。

日記をつけることも役に立つ。家族写真を見せてもらうのも、家族間の力動をつかむ手がかりとして役立つ。

死亡時に、家族が死者に触り、「さようなら」を口に出して言い、死を見ることが必要である。「百聞は一見にしかず」ということである。航空事故や戦争などで、死体を見ることができず、「さようなら」と言えなかったケースでは、生きているような錯覚がいつまでも続いて、悲しみも終わらない。そういうときには、空席の椅子に向かって「さようなら」と言ってもらうとか、別れの手紙を書くように促すなどは、区切りをつけるのに役立つ。

描画や物語を創ってもらう、人形を使うことなどが有効なこともある。夢を見たら、覚醒直後に枕元に用意した紙にその内容を記したり、描いたりするのもよい。夢は悲嘆と関係がある未解決の葛藤を示していることが多いので、その内容を知れば患者の心の深層をうかがい知ることもできる。また、フロイトの「夢判断」の知識も求められてくる。

グリーフを癒す——「家族の死」に対する五つの反応

シェリー・ジョンソンは、グリーフ治療のための家族を主題にしたモデルを考案し、アメリカの看護師のための参考書を著わしている。そのモデルというのは次の五つから成っている。

1．責任転嫁——家族の不満や不安、死の脅威の原因を他人のせいだとして、かぶせてしまうことである。死者の家族が医師やナースに怒りをぶつけるなどがある。

2．沈黙の共謀——死に関連したこと（葬儀の段取り、遺族の再婚、遺産分配など）について誰もが口をつぐむことである。これは死についての一種の文化的タブーである。結婚式で「別れる」を禁句とするのに似ている。娘を亡くした母親が、その娘のことを絶対に口にしない場合がこれにあたる。これは人を孤独にし、有罪感を強め、うつ状態にするので、禁句をやめさせる必要がある。

3．隔離——悲嘆の痛みがあるのでお互いを引き離して隔離することである。愛していた死者に強い絆《きずな》をもっている人におこる。子を亡くした親が人に会おうとせずに引き込もるのはこの例である。他人から離れていれば、失ったことによる傷も痛みが少なくなるだろう、と彼らが無意識に考えるからである。他人の慰めを受けるには傷が深すぎるので、触ってほしくないのである。「あちらへ離れていて、私を一人にしておいてほしい」というメッセージを出しているわけである。仲の悪い夫婦が子どもを亡くすと、二人は口も利かなくなる。子を失った夫婦の離婚が多いのもこの隔離による。一年くらいたつと新しい目標が見えてきて、隔離が終わることが多い。

4．**有罪感**――もともと答えのない質問に答えようとすることでおきる。「自転車を買ってあげなければ、自動車にぶつかったりしなかったであろうに」というタイプと、「昔、私が犯した罪がこんな罰を招いた」というタイプとがある。これを癒《いや》すには昔の事件の有罪感を明るみに出してあげる必要がある。それを口に出すと、自分の有罪感が妥当でないことがわかってくる。

有罪感を映画にたとえると強烈なカラーでフラッシュ・バックを何百回も繰り返すような感じである。一生懸命に働く、無理に忘れる、酒に走る、などの方法で有罪感をなくそうとする人が多いが、一番良い方法は有罪感を話すことだ。それにより、現実を検討し、その原因を理解し、利他的行動に考えを切り換えることができる。子どもを亡くした親が、保育園でボランティア活動をするようになったりもする。

5．**症状形成**――悲嘆の心痛を自分では意識しないで体の外に出す行為をいう。「症状」というのは精神分析用語で病気の徴候ではなく無意識の葛藤を表現している現象をさしている。正常な反応である。そのためこの表現を抑えると、さらに病的な形（潰瘍《かいよう》、喘息、うつ病など）で再現される。多くの場合は、三か月くらいで弱まり始めるが、第六、第一二、第一八か月目に強まる。死者の誕生日とか一周忌などに強まることもある。二年目には症状が収まるのが普通である。

こうした症状が出てしまうと、それを癒すのには時間がかかるので、死亡する前に予防策を講じたり、死亡直後に心理療法を行ったりするか抗不安薬を服用すると軽く済む。男性は仕事に打ちこんで悲しみをごまかそうとすることが多いが、その結果潰瘍や心臓病になることもある。

上智大学名誉教授のアルフォンス・デーケン神父は上智大学で学生に「死の哲学」を講じるとともに、市民にも「死の準備教育」のすすめを提唱され、それに触発され日本の各地で「生と死を考える会」の活動も行われるようになった。

グリーフ・ワークの失敗――心の現実を見失うとき

悲哀の仕事が達成されないのはどういう場合であろうか。それは、人の心の中にある条件と外部の環境の条件との二つによって妨げられる。内面の場合はさらに二種類に分かれる。

① 相手が死ぬまでの、相手とのかかわり合いが自然な悲嘆の心を妨げる場合である。たとえば、死んでしまった人に対する憎しみが非常に激しい場合、その死者に加えた仕打ちが苛酷だったので、そのたたりを恐れておびえたり、罪悪感のとりこになってしまう場合とか、あるいは逆にその死んだ人にあまりにも頼りすぎていたために、自分が見捨てられてしまうという不安と打撃が大きすぎる場合、それからその死者を非常に愛していて一体化が過剰であった場合に、対象を失ったことがそのまま自己喪失を引きおこして絶望に陥ってしまう場合、このような場合はそれぞれ特有な心理状態に固定してしまって悲哀の仕事を営むはずの心の働きが麻痺してしまう。

② 自分がそうした悲哀の苦しみから逃げようとするために、無意識のうちに心がいろいろな策略を用いる場合である。その結果、自分は悲哀の苦痛を忘れて悲しみとか寂しさから解放されたよ

うに思ってしまう。そして表面的には普通の日常生活を続けるのであるが、一方、無意識の心の中では死んでしまった人とのかかわり合いが続いていて、まだ解放されておらず、精神異常という形でそれが出てくる。これは悲哀の苦痛を防ごうとする心の防衛であるが、防衛の結果、その人は自分の心の現実を見失ってしまう。

こうした心の現実をフロイトは「心的現実性」と呼んで、外の世界の物的現実性と区別しているが、悲哀の仕事というのは、この心的現実性のプロセスである。

この心的現実性をいつも正確に認識することなしには、心を健康に保つことができない。悲しみを悲しみ、怒りを怒り、恐れを恐れとして感じることができなければ健康とはいえない。

攻撃性反応——自分を置き去りにした死者への怒り

フロイトは「喪とメランコリー」(一九一七年発表)という論文の中でこう述べている。

「対象喪失によって悲嘆が続いていると、人間はかえってその対象に固執してしまい、自らの愛着の向きをかえることができず、外界に対する関心を失うことがある。」

つまり、対象喪失によっておきる悲嘆反応は、対象に対して固着と同一化が過度である場合に引きおこされる、と彼は考えたのであった。

そして、その失ってしまった対象を自分の内へとり入れようとするあまり、自分を置き去りにしたその対象に対して攻撃的になったり、あるいは自分に対して罪責的になることがある。つまり攻撃感情が外に向かえば外罰的になり、攻撃性が自分に向かえば自罰的になって自死の危険も出てくる。

スタンフォード大学の研究によると、小児ガンに罹った子どもの親の五〇％以上は、子どもが死ぬ前にはすでに離婚したり別居したりするという。この親たちは悲しみから生まれてきた攻撃性を配偶者に向かってぶつけ合うので、そういう結果になったのであろう。そして、失った対象に対して固着しすぎると、死ぬ前にその対象が訴えていた症状と同じような症状を示すこともあるし、またその死んだ人を故意に思い出さないようにしたり、あるいはその人を必要以上に理想化する傾向がおきる場合もある。

怒った近親者が医師やナースを、あるいは病院を、「処置を誤った」と非難して詰め寄った場合などでも、防衛的になってはならない。こういった文句を言うのは彼らが有罪感を感じていて、しかも、亡くなった人に対して攻撃性をひそかに抱いている場合なのである。

近親者が医療者や病院を非難する場合には、その非難が実はナースやスタッフ個人に向けられているのではないことを了解して、必要な忍耐と理解を示すべきである。死によるショックがおこること、また、「そんなことがおきるはずがない」というような考えがわいてくることをあらかじめ知っていれば、家族が錯乱した行動をとることは予測できる。

非難を向けられたナースなどの医療従事者が忍耐強く穏やかに現実を話し、そして、「援助したい」ということを示せば、悲しんでいる人たちが「そうした状況を感謝する」という、むずかしい仕事をするのを助けることになる。近親者たちが泣くのは感情の放出という点でむしろよいことであるから、泣くのを禁止してはならない。

死によるストレス――残された家族の死亡率

リーとルトキンスは六年間にわたって、あるコミュニティの死亡率を研究した結果、非嘆にくれている親戚と、そうでない対照者との間の死亡率を比べてみた場合、一年以内に近親者を失って悲嘆にくれていたグループは、対照群と比べて七倍もの高い死亡率を示していたという。この死亡率の上昇は夫を亡くした妻に殊に著しかった。夫を失って一年以内に、悲嘆にくれている妻の一二・二%が亡くなっているが、対照群では一・二%にすぎず、実に一〇倍もの高率で死亡がおきている。

夫を失ってから六か月以内に精神病的な症状をおこし、開業医を訪れる妻の率も、他の人たちに比べて三倍も多いし、精神的な症状以外のものも一・五倍増えているということをパークスは述べている。

さらに近親者が自宅で亡くなったのに比べると、病院で亡くなった場合のほうが、その悲嘆にくれた人の死亡率が高くなっている。この理由を考えてみると、自宅で亡くなった場合には、近親者が亡くなった人にできるだけのことをしたという満足感があるが、病院で亡くなった場合には、何もしてあげられなかったという有罪感が残るからではないか。

たとえば交通事故で急死したような場合には、悲しみにくれた家族が一年以内に死ぬ率は、自宅で次第に悪化して亡くなった場合と比べると五倍も高率であるという事実が、この仮説を裏づけているように思われる。

妻に先立たれ悲しんでいる夫は、その後六か月間では同じ年齢の既婚男子に比べて四〇％も死亡率が高くなっている。こうして亡くなった夫の三分の二は心臓疾患ないし循環障害が原因である。

このような悲しみにくれた人たちの死亡率や不適応を考えてみると、別に特に求められなくても、医療者が悲しみにくれている家族に救いの手を差し伸べることが必要であろう。精神科医の監督の下で、臨床心理士、精神保健福祉士などがその仕事にあたることが望ましい。

ナイルズによると、家族などの死によるショックを和らげてあげるには、次のことが有用である。

① 死は単なる肉体的消滅の問題だけではなくて、心理的・宗教的・社会的な意味をもっていることを理解する。

② 迫りつつある喪失と、その意味についてあらかじめ話をしておく。

③ グリーフ・ワーク（涙を流したり、大声を出して泣くことなど）を妨げない。

死に遭った医療スタッフが心的外傷を受ける原因——いかにして避けられるか

援助する側である医療スタッフが、患者の死によって心的外傷を受けることもある。その原因として、クイントとストラウスは次の十五点があると指摘している。患者の死に遭ってもできるだけ心的外傷を受けないためには、これらのことを避けるように心がけたい。

①　全力を尽くした看護をしなかったという不全感が残った。
②　死への無感動（死が日常化している）。
③　投げやりな態度をとってしまった。
④　死に対する心理的準備教育がなかった。
⑤　患者と家族に長く接したために個人的のめりこみが深すぎた。
⑥　患者の社会的価値の高さにつられて、患者の話へのめりこみすぎてしまった。
⑦　医学の無力さに対して失望した。
⑧　患者との個人的結びつきが強くなってしまった。
⑨　死亡時のすさまじい苦しみを見た。
⑩　患者への嫌悪感があった。
⑪　自分の投げやりな態度を非難されたことがあった。
⑫　とり残されてしまったという感じがした。
⑬　死が予期しない出来事だった。
⑭　自分に経験がなかった。
⑮　死に圧倒されてしまった。

こだわらぬこと――「身心脱落」のコツ

対人恐怖症に用いられる森田療法では禅宗の考えを全面的にとり入れている。そして「こだわらない」「とらわれない」ということがこの治療法の主眼になっている。曹洞宗の開祖である道元は「身《しん》心脱落《じんだつらく》」という言葉でその要点を示している。

この言葉は「体のことも心のことも気にしない、こだわらない」という意味である。「体のこと」とは、おなかがすいた、虫に食われて体がかゆい、あるいは頭が痛い、などのことである。「心のこと」とは、借金をどうやって返そうか、偉くなりたい、昔悪いことをしたことに対してどうやって償いをしようか、などの諸々の心配や悩みである。これらのことを一切サラリと忘れてしまって、いつまでもそれにこだわることをしないというのが「身心脱落」の意味である。

人間の心というのは、何も考えないでおくということはできず、心の中には常に何かが浮かんでくる。この考えが浮かぶこと自体は拒否しなくてもいいから、浮かぶのは浮かぶに任せるけれども、いつまでもその一つの考えにこだわらずに、「浮かんだらすぐに消え去るのに任せる」というのが身心脱落のコツである。

たとえば川の流れのほとりに座って、川の面を見ていると、トンボの死骸が流れてくる。ああトンボが流れてくるなと思わないわけにはいかないから、その死骸を見ている限りは「可哀そうに」と思ってもいいのであるが、流れていってしまったらトンボのことはサラリと忘れて、次に紅葉の葉が流

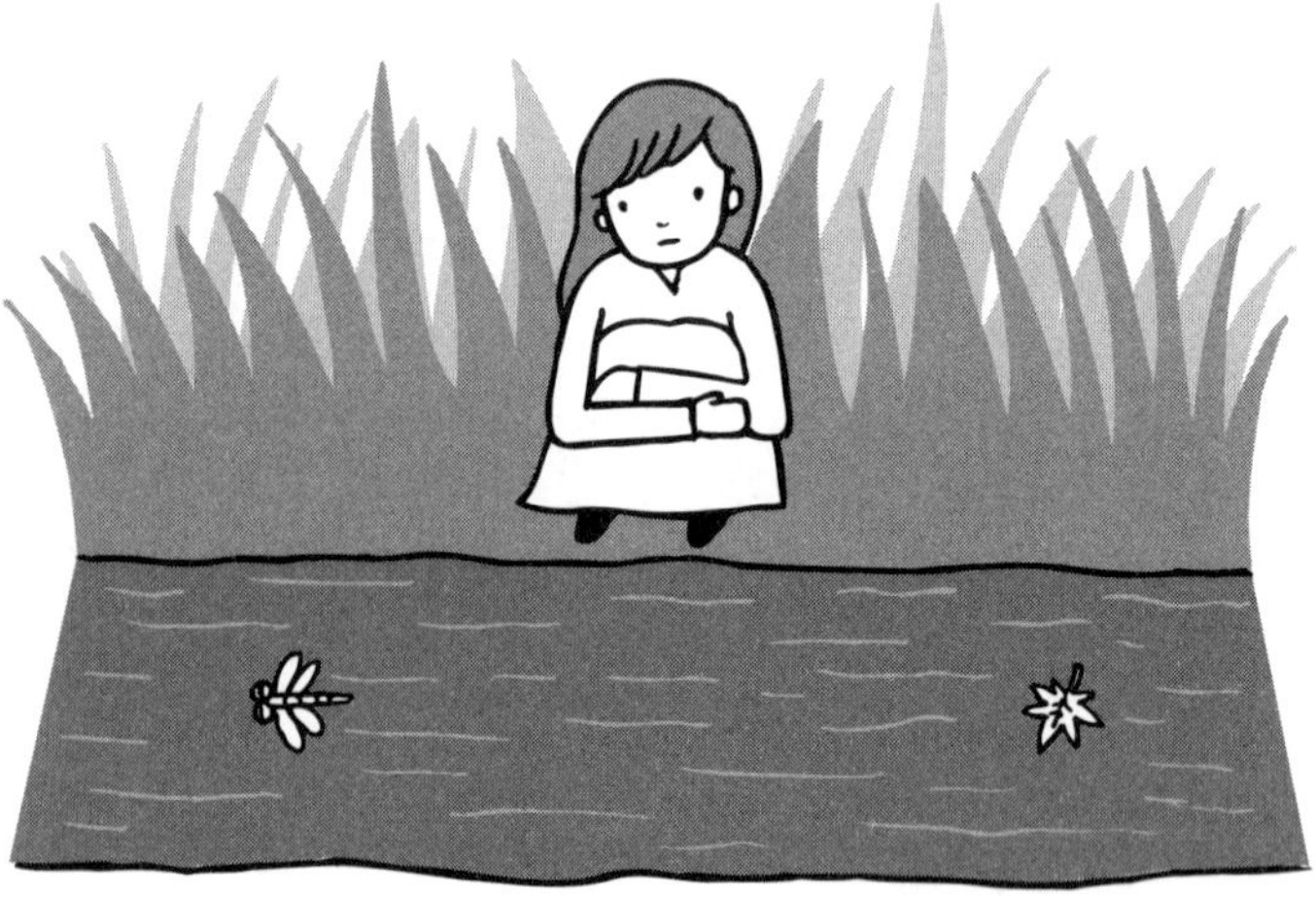

れてきたのを見る。すると、ああ葉が来たなと思うけれども、それも流れていってしまったらまたすぐに忘れてしまう。これが必要である。
ところが、こだわるたちの人は、「ああトンボが来たな、いつどのようにして死んだのだろう、どこまで流れていくかしら、まだ生きているかしら、最後はどんな形になるだろう」と、いつまでもトンボのことを考えてこだわってしまう。そして、果てはトンボが死んだのだから自分も死ぬのではないかなど、いろいろと拡大して考えて心配が尽きないのである。
しかし、トンボではなくて、もし人間の死体が流れてきた場合には、流れていってしまってもサラリと忘れるということは普通の人にはとてもできない。それでもなお訓練によって忘れてしまえるようにしようというものだ。これができるようになるとこだわりがなくなって、いろいろな恐怖症や自分に関する悩みを気にせず暮らしていけるようになる。グリーフを克服するのにもこの要領が必要であろう。

グリーフへの支え——悲しみを話すことで救われる

喪失を伴った外傷経験に遭遇して以後、毎年記念日にその人の心は痛むので、ジョージ・ボラックはこれを「記念日反応」と呼んでいる（斎藤友紀雄による）。様々な形で喪失と、それに伴う悲しみがあり、それはみな各人にとって固有のものであるから、それを治すためのグリーフ・ワークもまたそれぞれ各人にとって固有なものでなければならない。

悲嘆にくれている場合は何かをして慰めたりしなくても、そこにいてあげることだけでも十分に力になることができる。愛するものに亡くなられた時に、残った人は悲嘆にくれるのだが、ただ周りに誰かにいてほしいという気がするものである。

患者の悲しみを聞いてあげると、患者の心は浄化がおきる。悲しみを外に出すことによって、人間は浄化されるのである。悲しみにくれている家族は亡くなった人との関係や、あるいは亡くなった時のことについて話をすることによって救われるのである。そうすることによって、彼らは死んだ人が自分を見捨ててしまったという感じや、あるいは死者に対する怒りの感じを受け容れることができるようになる。

悲しみにくれている親族たちは自分が失ったという感じ、傷つけられたという感じ、不安、憂うつ、怒り、そして、有罪感を患者と同じようにもっていて、そういう感じを誰かに聞いてほしいと考えている。したがって、そうした悲しみを分かち合ってくれ、理解してくれるような医療者を必要としているのである。

親族たちが悲しんでいる時に、抗不安薬を渡せば多少の効果はある。しかし、悲しんでいる人たちにしてあげることは、それだけで十分だと考えるならば間違いである。

患者の病気について詳しいことを知っている医師が、残された家族に、命を奪い去った病気について詳しく説明すれば、「なすべきすべてのことはなされた」のだということを家族が確かめることができ、感情的な肩の荷が降りて、死という現実を認めることができるようになる。

家族が悲しみにくれていて非常に大きなストレスを被っている時に、医療者がしばしば家庭訪問を行うなどすれば、その人たちが精神的・肉体的に異常になってしまうことを防げるであろうが、日本では、まだ現実的にむずかしい。小児ガンで子どもを亡くした親たちのために、積極的にグリーフ・ワークにとりくんでいる病院もあるが、数は少ない。

さらに、夫を失ったことによっておこる失業、子どもの転校、あるいは家族の経済的な困難とかいった諸々の問題に関しても、助けの手を差し伸べることが必要であろう。こうした救いの手を伸べられた家庭の九〇%までがその援助を受け容れている。そして、その後のアンケート調査によると、「それは非常にありがたかった」と感謝されている。

「心が転倒してしまって、何が何だか分からない程混乱してしまっている人には、小さなことでも具体的な心の証しが必要なのです。肩を抱いてゆさぶり、目覚めさせることができるような外からの支えが必要なのです。ですから、逆に本人の方も、自分ひとりで怒りや悲嘆を内向させていくよりも、積極的にそれが外へ向けて発散していくように、そして事実、如何に多くの人びとに自分が支えられ、如何に多くの人びとが自分と同様の苦しみと絶望から這い出そうとあがいているかに気づくといいと思います。不幸のどん底、絶望の極限にいて嘆き・怒り・憤っていた自分と同じように、他の人びとも苦しんでいるのを知ると、初めてのように人間同士の連帯、深い心のつながり、運命共同体のようなものを感じることができるのです。自分が暗い宇宙の中に投げこまれた孤独な存在者なのでなくて、自分の周囲にはりめぐらしてきた黒い壁を一枚ずつ取りはずしてみれば、そのすぐ隣りにも、そして空洞だと思っていた宇宙全体に人間が満ちていて、実は自分がその中でしっかりと支えられているのを知ることができるのです。あたかも大地が存在していたのを初めて気づいた人のように、自分の足をおろしてそっと踏みしめてみれば、自分の存在の確実さが分かって不安はとりのぞかれ、正気を取り戻すようなものです。」

（曽野、デーケン編『生と死を考える』一五〇頁〈川中なほ子「家族の死と残された者の生」〉）

『夜と霧』などで知られる精神科医ヴィクトール・フランクル（一九〇五〜一九九七）は、エッセイの中で次のようなことを書いている。

「芸術・文学に携わったものは、どんな苦痛の極限にいっても、それを思い出すことによって、一瞬その時の自分の苦悩を忘れることができる。たとえば夕暮に赤い夕焼けの美しい空を見ると、あるいはかつて昔自分が読んだゲーテを思い出すと、苦痛の極限の世界を超えていく力が自分の中にわいてくる。しかしそういうものを知らない人間は、体ばかり丈夫でも早く死んでしまう。」

したがって芸術作品を本当に理解して愛している人間のほうが、こういう悲しみの場合には、はるかに強い精神をもっているといえよう。

悲哀の克服――現実を見つめ、耐え、乗り越える

人や物を失うことによって生じる精神的なむなしい感情をどのようにして乗り越えるのか。他の人に対する罪責感をどのようにして償うか。迫ってくる死に対する予期不安にどう対処するのか、というような問題を私たちは真剣に考えなければならない。

悲しみというのは、健康、地位、財産、愛する人、理想、夢などを失った時におこるものである。自分の体の一部を失うのも喪失の一種である。今まで自分の思うとおりに働いていた手や足がなくなるとか、目が見えなくなる、耳が聞こえなくなる、なども喪失である。

人は愛するものをいつかは失わざるを得ない。温かい交わりがあればあるほど、失った時の悲しみは大きい。したがって、もし悲哀を感じたくなければ、誰をも愛さなければいいのだ。しかし、人の

生命にとって愛は何よりも大切なものであるから、誰をも愛さないなどということはできないのだから、「いつかは別れの時がくる」という覚悟をして、別れの悲しみに耐えていかなければならない。

人が死んだ時に、その人を愛していればいるほど、なかなかその死を現実のものとして受け容れることができない。愛している対象を失ったことを認めるのは精神的に痛みを伴うので、それを認めたくないからである。しかしながら「喪《も》の仕事」を完成するためには、現実から逃げるのではなしに、それを直視して受け容れることによって、生ずる痛みに耐え続ける勇気をもつ必要がある。喪失による悲嘆を受動的に耐え忍ぶだけのものとして考えてはならない。悲嘆とは、能動的に立ち向かうべき課題であって、悲しみの現実を見つめることにより、悲嘆のプロセスを積極的に克服すると、人間的に大きな成長を遂げて、それ以後の人生にいっそう成熟した対応ができるようになる。

悲しむことは辛くて苦しいことであるが、それから逃げてはならない。それを見つめ、耐え、乗り越えることによって、これまで以上に人間の心の深いひだが見えるようになり、限りある自分を知って再び豊かに生きていくことを学ばなければならない。

悲しくても、今後どういうふうに「自己実現」していくか、どれだけ未来に対して希望をもつことができるか、そういう考え方をもちながら、悲しみに対処していかなければならない。自分がその悲しみの渦の中にのめり込んでいって、出口を失ってしまっては困る。

「自己実現」というのは、ドイツ生まれのアメリカの精神分析家で、新フロイト派とされフェミニズムにも影響を与えたカレン・ホーナイ（一八八五〜一九五二）が言った言葉である。すべての人間には真の自己が決められており、それまでは様々な障害や環境による圧力のもとで十分に展開しないままで禁止、抑圧されてきたものが、好ましい条件のもとでは自然な感情のままに自由に建設的に生きるようになることをいう。

もはや失ってしまった対象に依存することができなければ、自分一人で自分の道を行くほかはない。早くこのことに気づき、愛するものの死を忘却の彼方へ追放するのではなしに、どんなに細かい感情の動きであってもこれを見つめ、それを表現し、その感情反応の特性が自分の性格形成のどこから来るかに気づいていくことが自分を自由に解放してくれるのである。

喪失への態度——小さな喪失は将来への試練

防衛反応としては、無関心、軽視、置き換えなどが考えられる。人生というのは、ある意味では喪失の連続である。そうしたすべての喪失や別離の際の悲しい経験に直面した場合に、それに対処する際の方針や態度には、次の二種が考えられる。

① 失うことを拒んだり、あるいは悲観的に絶望したり、受け身になって、運命をただ甘んじて受けるという態度。

② 喪失でさえも自分の人格を伸ばす機会であり、挑戦であると受け止める肯定的なオプティミズムの態度。

この態度のとり方を誤ると、家族が死んだ場合に嘆き悲しむあまり、悲嘆の作業に失敗して、自分が病気になってしまう。

つまり、比較的小さな喪失や別離に正しく対応して、これを乗り越えることを学んでいれば、次に大きな悲嘆がきた場合も、それに直面する心の用意ができる。小さな悲嘆は、失わなければならない時に備えての試練と考えることもできよう。

悲哀による成長——「心の傷が癒える」ことの意味

人生における喪失と別離は、その一つひとつが後から来る大いなる死に備えての小さな死の体験であって、こうした小さな死を乗り越えた時には人格の成長に非常に大きなプラスになることもある。グリーフをとおして真の己に目覚め、悟りを開いて、新しく生まれ変わったことを体験することができる。

心の傷が癒《い》えるというのは、ただもとのような健康な状態に戻るだけではなく、人間的にいっそう大きく成熟することを意味しており、他者の苦しみにいっそう深い理解と共感を示すことができるようになる。思い出したくないような嫌な経験、あるいは顧みたくない悲しい体験、そういうものを明確に知覚すると、他の人が同様な経験や感情をもった時に共感したり、理解したりすることができる。さらに、相手に対して「私は共感され、理解されているんだ」という実感をもたらして、「援助されているのだ」という安心感を与えることもできるようになる。

時間の尊さを認識し、人間関係のすばらしさと限界とを悟り、人間の命やその可能性、また死後の問題などにいっそう深い関心を抱くことができるようになる。

愛するものを死に奪われ、失ってしまった時、これまで考えてきた自分のいろいろな考え方は覆り、人生の意義とか、愛と死、時間と永遠、私とあなた、出会いなどについて全く新しい考え方が展開される機会になる。

メメント・モリ（死を悟れ）――真剣に生きることのすすめ

愛するものが死んだ場合には、人生に終わりがあることや、それが非常に早くて、世の中は無常であることを否応なく認識することになる。それから、人生とは何であるか、その意味の根源的な見直しを迫られて、これまでの浅はかな人生態度の見直しがおこる。古い価値観が根元からゆさぶられて価値の転倒がおこり、今まで無価値とみえたものが絶大な価値をもっていることがわかるようになる。そこから深い悔い改めと正しい生活への転換がおこる。

こうして死に対する強烈な自覚の中には、他者との連帯感を強めて、生のもつ意味を模索するなど、創造的なチャンスになる場合が少なくない。中世からすでにヨーロッパの哲人は「メメント・モリ」（死を悟《さと》れ）と述べて、この世の中を真剣に生きることをすすめていたのであった。

「こうやって死別を体験した人たちは一歩一歩悲嘆の過程をとおりぬけて立ちなおっていくので

すが、最終的に行きつくところは何処なのでしょう。正気に戻り、すべては否定し難い事実であることを受容し、現実に立つ力を得た時です。しかし、それはあきらめたからでしょうか？　そしてよく人びとが奨めてくれるように、『仕方がなかったのだから、早く忘れてしまいなさい』という忘却に辿りついたからでしょうか？　もう残りの人生は、そんな悲しい過去はなかったかのように、新しい楽しい人生を繰りひろげる方が利口なのでしょうか？

私はもしかしたら恐ろしい錯覚に陥っているのかもしれませんが、未だにそういった諦念・あきらめ、忘却という形で現実を容認することができないのです。むしろ、夫はすでにここにいないという現実の認識があることによって、私は現在の生活を充実させているような気がするのです。勿論、早く夫に再び会う日を望んで、この世を絶望的に否定する気持に陥ることもありますが、確かにそうであってはならないと思います。しかし再会することに希望をいだき、愛と生の永遠性を信ずるならば、かえって現在の一瞬一瞬を、そして与えられている一ときの充実と完成を求めるのです。

よく宗教上の天国という概念は、この時間の延長線上の彼方に待っているものでないと言われます。天国という永遠性と時間性は、棒のような直線でつながっているのでもなければ、また相反し否定し合う対立概念でもないのです。現在のすべての時点は垂直に永遠につらなり、天国での完成を構築していっているのです。私は日々の生活の中で、よく人びとが言うように、夫が見ていてくれるような気がしますし、また何かやりながら、こういう事を夫だったら何と言うだろうかと考えます。八年経て、なお一層これが鮮明になり、それだけに落ちついて自分の道を歩むことができるようになった気がするのです。」

（曽野、デーケン編『生と死を考える』一五一～一五二頁〈川中なほ子「家族の死と残された者の生」〉）

人格の成熟――死を前にして乱されないゆとりを

フランスの哲学者ガブリエル・マルセル（一八八九～一九七三）は、「もし望ましい死、あるいは死への心得というものがあるとするならば、我がままで無責任な自己を乗り越えて、より高い精神的次元に到達する実存的成熟に達していることが一つの理想である」と述べている。死が迫っているという限界状況に陥っているのに、心を乱されないゆとりをもっているという態度がこの成熟した人格というものであろう。

人間というものは必ず死ぬものであって、死ぬ時には死ぬのであるから、大きな力に自分の命を委ねるつもりになって、どんな事態に陥っても他の人に気を配るというような生き方ができる人こそ本当に成熟した人間であろう。死とは、生きてきたものにしか死ねないといわれているから、生きている間に自分の人格の成熟への努力を怠ってはなるまい。

終章

心の「出会い」を求めて

序章でふれた「出会い」について、最後にもう少し詳しく掘り下げておこう。

マルティン・ブーバーは、「出会いという決定的瞬間において、いままでにない、まったく新しい事柄が我々におこる」とか「人間が最高の出会いの瞬間から出てゆくときは、これに入ってゆく以前とはまったく違った人間になる」「その原因を適切にいいあてることのできない何ものかが、つけ加えられるのである」などと書いている。

ドイツの精神科医、テレンバッハ（一九一四〜一九九四）は、出会いを体の最深部知覚の一種だと考えており、精神的な味や匂いとでもいうべきものであって、言葉や思考による以上に人間同士を内的に結びつけるもの、とみなしている。

「わたし」と「あなた」——相手によって「わたし」も変わる

マルティン・ブーバーによれば、すべての人は二重人格だという。相対する相手が「それ」(物)であるか、「あなた」(人)であるかによって「わたし」のありようも変わる。相手が物である場合と、人である場合とで、自分の質が変わるのだ。

これをわかりやすくするために、例を挙げよう。列車に乗って旅をしている。隣の空席へ誰かがボストンバッグを置いた。「それ」に対して、私は「なんだ、バッグか」と思うだけで、感動するなどということはない。列車が転覆しても、ボストンバッグに見向きもせずに、命からがら自分だけ逃げ出すに違いない。隣に年若い美女が乗り込んだとしても、やはり、「なんだ、女か」と「それ」扱いをする人もいるかもしれない。しかし、時刻を聞かれたのをきっかけとして話が始まってみると、意外にも自分が卒業した学校の後輩だとわかった。「○○先生を知っていますか」など、共通の話題がはずめば、彼女はもはや「それ」ではありえず、一人の人間としての「あなた」になって、出会いがおきている。ここで列車が転覆すれば、彼女を放っておいて逃げ出すことはないだろう。

これが奇縁となって、二人は恋人同士となった。一緒にいるだけで、何も言わなくても、お互いに相手の心がわかる。この時は、完全に「あなた」と「わたし」の関係だ。ところが、結婚して七年もたつと、古女房に飽きてきて、夫は妻を「電気洗濯機」か「電気掃除機」だとみなし、妻は夫を「月給運搬具」だと考え、愛情も涸れてしまう。そうなると、二人の関係は「あなた」と「わたし」の関係ではなく、相手を「もの」「それ」とみなしているから、「それ」と「わたし」の関係にすぎない。

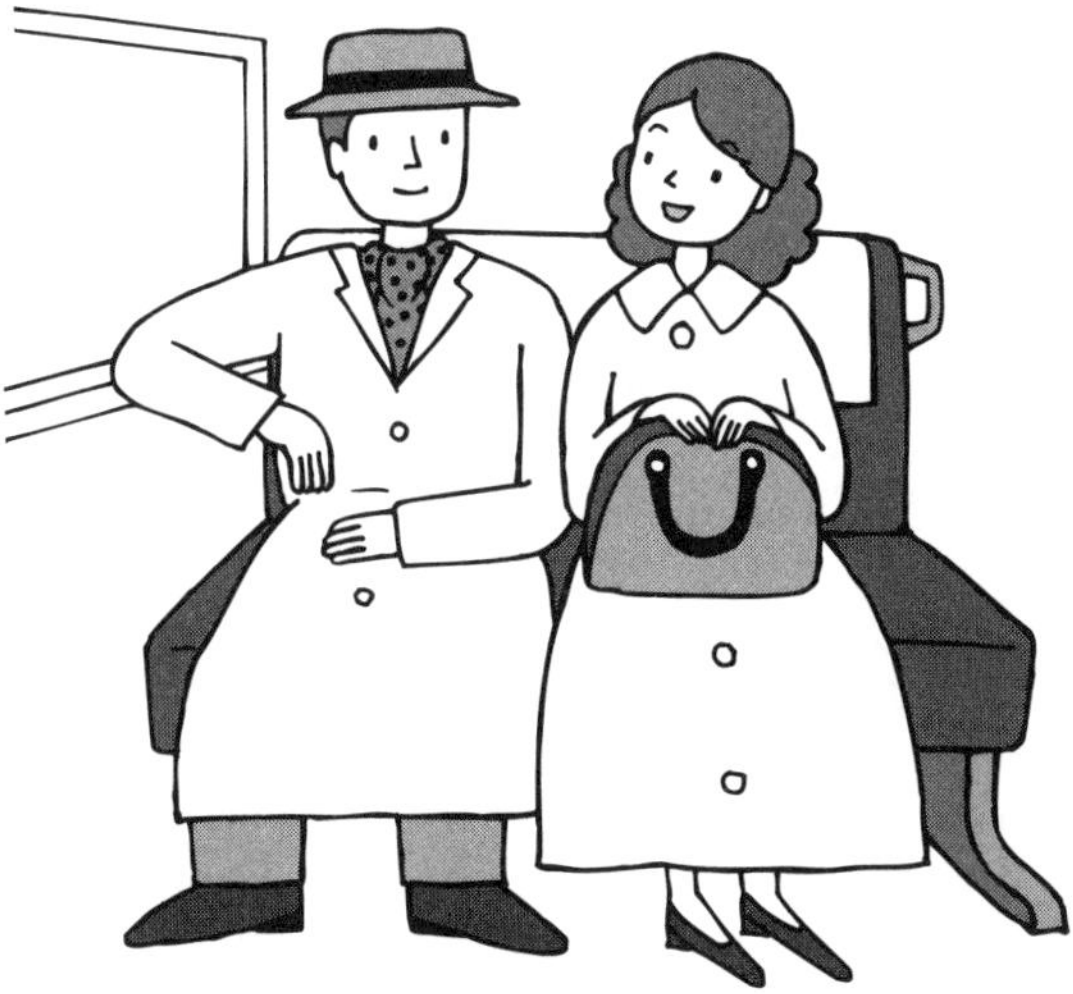

ところが、病気でもして、妻に親切な看病をしてもらった機会に反省して、妻を再び一人の人間として扱うようになれば、「あなた」と「わたし」の関係が復活する。

このように、人間同士の関係は、常に「あなた」と「それ」とに移り変わり、二つの間を揺れ動いている。

「わたしとあなた」の関係——共に生きる者として

「わたしとそれ」という場合には、相手を一つの物体が存在するのと同じような対象として経験するという生活態度である。

旧日本軍七三一部隊の軍医が中国人などの捕虜を医学の人体実験の対象としてコレラ菌を注射し、被験者が苦しんだり死んだりしても、モルモットが一匹死ぬのとまったく同じにしか感じなかったのは、相手を人間としてとらえていなかったからである。

オシュヴェンツィム（アウシュヴィッツ）で数百万人のユダヤ人を虐殺したナチスの軍人たちの場合でも同じことがいえよう。

「それ」の場合は、相手を利用する経験的態度であり、「それ」なしには生きることができないけれども、「それ」だけで生きるのは真の人間ではない。「あなた」の場合は、相手と共に生きていこうとする関係的態度である。つまり、人格の交わりの現実を生み出していく、全人格的行為を指しているのだ。

「わたしとあなた」という場合には、相手に呼びかけることによって、相手を「あなた」という人格として認め、この相手と、人格関係をとり結ぼうという生活態度である。同じく死にゆく人の場合でも、自分の親、または恋人、子どもなどが死に瀕している時に、モルモットの死を見つめるごとき目で眺められる人はいないのではないだろうか。それがまだ口もきかぬ生まれたばかりの赤ちゃんであろうとも、あるいは人間に限らずペットとして長年可愛がってきたイヌであろうとも、相手を一つの物体として冷たくつき放して見ることはできない。

それらが死ぬ時、私たちは深い悲しみに突き落とされる。学校で受け持っている生徒が非行で警察につかまった時に、「あの子はまたトラブルをおこして面倒くさいな」と感じるか、自分の子どもが大怪我をした時のように心の底から心配するかによって、教師と生徒との人間関係が「わたしとそれ」なのか、「わたしとあなた」の間柄なのかが決まってくる。

言い換えれば、第一の人生態度は、「彼」あるいは「彼女」、または「それ」を利用するという経験的な態度であって、「それ」なくしては生きられないが、「それ」だけで生きる者は真の人間ではない。第二の場合は、相手を「あなた」として、その人と共に生きていこうという関係的態度である。これは「わたしとあなた」という人格の交わりの現実を生み出していく全人格的行為を指している。

他者は私とは別に独立して実在するのであれば、「あなた」は「わたし」のためにしか存在せず、「わたし」は「あなた」のためにしか存在しない。しかも、「わたし」と「あなた」とは共に新しい現実を生きるのである。

このように、両者の関係が相互的である点に出会いの特質がある。わたしが「あなた」に働きかけるように、「あなた」はわたしに働きかけるのだ。その出会いの場にとりこまれた「わたし」は、全人格をこめて「あなた」と呼びかけ、そのことによって、わたしも初めて「わたし」になれる。こうして、互いに働きかけあって、「わたし」は「あなた」を形成し、「あなた」は「わたし」を形成していく。

「あなた」との交わりを生み出す精神によってだけ、労働や財産に永遠の意味が与えられる。その精神が人間を変えていくのだ。

カウンセリングを築いたアメリカの心理学者ロジャーズも、次のようにブーバーの『我と汝』を取りあげている。

「関係に方向を問わない直接性が本当にある時、つまりあなたが相手の人以外の何者をも意識せず、相手の人もあなたを除いて何者も意識せず、二人の間に深いコミュニケーションと一体感がある時に、それが『私とあなた』の関係だと、私がいっているものです。」

これは、医療者と患者の間の人間関係であり、この「わたしとあなた」の関係から生まれてきたのが、「非指示的方法が非常に重要である」というロジャーズの考え方であった。カウンセリングにおいて「わたしとあなた」の関係が重要なのと全く同様に、患者との関係においても「わたしとあなた」の関係が重要なのである。温かい医療の基盤には、患者を物体「それ」とみなさず、人間「あなた」とみなす考え方が必要なのは言うまでもないことである。

人格の交わり——「真の生は出会いである」

出会いの相手の人格との生き生きとした交わりの世界は、不確実で不安定な出来事ではあるが、このなかで生きようとする人は、「あなた」との人格的な共同生活のなかに溶け込んでいるので、自分も本当に生き生きとした人格としての「わたし」になれる。

新人格主義を唱えたオーストリアの教師・神学者フェルディナンド・エーブナー（一八八二〜一九三一）も「あなたと言葉を介して関係することによって、はじめて人間は人格となるのであり、この関係を失った孤独が罪である」と述べているとおり、人間が一個の人格として生きていくためには「あなた」との出会いが、欠くことのできない重要な意味をもっている。だから、現実的な生活は、みな出会いなのであり、「真の生は出会いである」とブーバーは述べている。

「あなた」との交わりを生み出す精神によってだけ、医療や看護・介護に永遠の意味が与えられる。し、労働の喜びを味わうことができる。精神というのは、生きて働きかけ、社会生活に溶け込み、交わりを生み出し、「それ」の世界に滲み込んで人間を変容させる力として働きかける。

「出会い」の相互性――医療者が患者をつくり、患者が医療者をつくる

私と他者とは融合するのではなくて、お互いに他者であるままで向き合って出会うのである。この出会いに際しては、「わたし」も「あなた」も、どちらか片方だけが相手に向かって働きかけ、もう一方は、これをただ受け取るというのではなくて、能動も受動も一緒になって同時におこるというところに、出会いの特徴がある。

「わたしとあなた」という場合には、いつも「わたし」が、勝手に気に入った相手の人を一方的に選びとって、わがものとするのではなくて、「あなた」は「わたし」が求めなくても「わたし」と出会うのである。つまり、この出会いの場というのは、自分が勝手につくりあげるものではなくて、むしろ与えられたものであり、自分が相手を選びとっただけではなく、相手から選びとられるのである。「関係は相互的である。わたしが『あなた』に働きかけるように、わたしの『あなた』はわたしに働きかける」と、ブーバーは書いており、これこそが出会いの特質である。

そして、その出会いの場に取り込まれた「わたし」は、全人格をこめて「あなた」と呼びかけ、そ

のことによって「わたし」も初めて「わたし」になれる。互いに働きかけ合って、「わたし」は「あなた」を形成し、「あなた」は「わたし」を形成していく。人々は互いの働きかけ合いの出来事としての交わりのなかで、流動的に実際に生きていく。

病院でいえば、医療者が患者をつくり、患者が医療者をつくりあげる、ということになる。家庭ならば、親が子どもをつくり、子どもが親をつくるということなのだ。

「出会い」の実態——「同一化」でなく「個性化」

人間と人間との間だけではなくて、物と人間との間にも出会いがおきてよいはずである。そして、これが「出会い」だという一定の形があるわけではなくて、言葉によっておころうが、言葉以外のものによっておころうがかまわない。けれども、ロロ＝メイが指摘するように、「出会い」という言葉を実存的実体を避ける隠れみのとして使ったり、対人関係やその歪《ひず》みの問題をこの一言でごまかすために援用されている場合も少なくないので、用心する必要がある。

この出会いは、精神分析でいう「同一化」（アイデンティフィケーション）ではないかと考える人もいるが、そうではない。「出会い」を体験した人の人格が変わるのは、相手をまねて自分をその相手に同一化するということではない。むしろ、相手は触媒の役割をするだけであり、自分がもっている潜在的な能力を使って自分自身を変えていくというのが出会いの実態であって、スイスの心理学者カール・G・ユング（一八七五〜一九六一）は、これを「個性化」（individuation）と呼んでいる。

清泉女子大学でキリスト教学を教えている田中三二子教授は、「いのちの電話」（自死したくなった人のための電話によるカウンセリング）のボランティア活動を続け、カウンセラーとして奉仕していた。なぜ苦しいのか自分にもはっきりわからないままに、自分に注意を向けてほしい、一緒にいてほしい、と電話をかけてくる人がたくさんいて、一回の通話は三〇分も続くという。相手の隣人や友人となるように、心から相手の訴えを聴くようにしていると、「無力な人間同士が心を開き合い、お互いの可能性を信じて連帯していく時、二人の力を合わせたより以上の一つの力がそこに働く」のに気づく。

「どろどろした現実をともに苦しみながら生きる場は、お互いに、お互いを超えるものに生かされている喜びを生きる場になっていった。（中略）心の底から二人のつながりを生きていくことが大切なのだ。相手が自己理解を深め、自力で問題解決に立ち向かい、成長していかれるよう、支えてあげることが大切なのだ、とわかってきた。」

と彼女は記している。

顔を合わせるわけではないし、体は遠く離れているにもかかわらず、ここでは明らかに一つの出会いがおきている。空間を超越した、心と心との触れ合いがあるのだ。

「私は、いのちの電話を通して、人間の出会いの喜びを生きることができました。（中略）世界のなかで、私たちは、少しずつ自己中心から脱して、互いのつながり、出会いと別れを心をこめて生きていくこと、そのつど、全力をあげて、自分が今あるところにほんとうに生きる、存在することが大切なことではないだろうか。（中略）無数の出会いと別れによって織りなされた、すべての人間の生を眺め、それを通して、真の自分自身に成長した人間同士の出会いの喜びを生きることができる。」

（田中三一子「いのちの輝きのなかに」『世紀』一九七九年六月号、一〇頁）

この田中教授の一文は、人生における出会いの意味を的確に示している。

孤独と無力感――解消するための二つの道

中世社会の封建的くびきから解放されて、現代人は自由と独立という新しい精神を手に入れた代わりに、孤独と無力感とに悩むこととなった。孤独の寂しさと、やる気を失った無気力とが病的に著しくなったものが「うつ病」であり、現代にうつ病が激増しているのも、いわば当然のなりゆきといえよう。精神医学を対人関係の学として規定したアメリカの精神科医ハリー・スタック・サリヴァン（一八九二～一九四九）の弟子であった精神分析学者フロム・ライヒマンは、孤独感をこう定義している。

「自分の過去の生活に人々がいたことが多かれ少なかれ忘れ去られ、自分の将来の生活において対人関係的関係があるかもしれないという希望が失なわれ、その期待や想像さえも許されなくなっている状態」

（阪本健二『人間関係の病――分裂病論』一五九〜一六〇頁）

こうした孤独感や無力感に打ち勝つためには二つの道がある。第一は愛と労働であるが、これを実行することはむずかしいので、第二の道を選ぶ人が多い。それは、何物かに依存して自らは悩むことを止めてしまうという逃避である。自分に欠けているような力を得るために、何物かに自分を融合させ、第三の絆《きずな》を結ぼうとする。このメカニズムは、服従と支配、強きに従い弱きをくじく、つまりマゾヒズム的とサディズム的な傾向という形で表面化する。これは旧日本軍隊において典型的にみられ、たとえば、野間宏の『真空地帯』（岩波文庫、一九五六）や大島渚監督の映画『戦場のメリー・クリスマス』（一九八三年）などにはっきりと示されている。この逃避メカニズムをもった人々を精神分析学者エーリッヒ・フロム（一九〇〇〜一九八〇）は権威主義的人間と呼んだ（『自由からの逃走』）。この権威主義的人間がナチズムの出現を許したのだとフロムは指摘している。

〈「基本的不安」の克服〉

誰でもがもっている無力感に対する「基本的不安」を克服する態度によって、人間を次のような三型に分けたのは、フロムと同じくネオフロイディアンと呼ばれているアメリカの精神分析学者カレン・ホーナイであった（梶田による）。

① 対人接近型――他者に接近して、好かれ、愛されることにより無力感をいやす。
② 対人対立型――自分が無力ではないことを自分自身に対して示すために、外界に攻撃的態度をとる。
③ 対人離反型――無力な自己の安全を守ろうとして、孤立し、自分の小さな世界に閉じこもる。

これらの不安解消法が、いきすぎると、病的な障害の形で現れるのである。

もし人々が孤独や自己の無力感に悩むならば、自然に思いつく第一の対策は他者との連帯でなければならない。ただ手をつなぐだけでなしに、心と心の交わりをもてる「あなた」と手をつなぐことができたら、どんなに心強くなって孤独の寂しさを打ち消すよすがとなるであろうか。そこに「出会い」が現代人にとって救いとなる理由がある。

ところが、人間というのは、一筋縄ではいかないひねくれたところがある動物だから、素直に「出会い」や「連帯」をしようとせず、他の手段で不安を消そうとする。そうした手段が精神病の症状として現れてくることが多いのだ。

複数的実存――現代人の危険な現実

アメリカの社会学者デイヴィッド・リースマン（一九〇九～二〇〇二）は『孤独な群衆』のなかで、現代の特徴は「他人志向型社会」だと述べた。これは、他人を気遣う漠然とした不安に満ちた人たちが増えていることを意味している。一緒にいて、一緒に働き、一緒に生きるほかないのが人間の現実であるが、他人に対しては誰もが控えめにしており、油断なく、注意を怠らないようにしている。他人に迷惑をかけない代わりに、迷惑をこうむるのも厭である。他人の領分を侵さない代わりに、自分の領分をも侵させない。いわば、本来の自分自身の他に、他人を気にしている「かりそめの自分」というものが存在することになるのだ。

このような人間の複数的実存は精神的に病んだ状態の症状であり、危険な状況なのである。こんな複数的実存、複数的パーソナリティー（性格）をもった互いに見知らぬ人同士が対話をする場合、どのような対話が最も好ましいのであろうか。

第4章で詳しく述べたように、ロジャーズは、カウンセリングの際にカウンセラーが自分の意見をほとんど言わずに、もっぱら相談に来た人（クライエント）の話を聞いて、「あなたは……と感じるのですね」といった言葉をはさむだけにとどめる非指示的療法（ノンディレクティブ・セラピー）、来談者中心療法（クライエント・センタード・セラピー）を開発した。多すぎる複数性からの回復の手段は、複数性をなくした接触によるほかない。複数性そのものを急に改めることはできないのだから、この複数性が目立たない方法を使って話し合っていこうというのである。複数的実存による複数的パーソナリティーを内的に分割することがなくなると、人間は人間らしさをとり戻すことができる。

カウンセリングによって、パーソナリティーが変わり、一つの出会いを体験する人が多いことを考え併せると「出会い」と複数的実存との間の関係が見えてくるような気がする。複数的実存をなくするのが、「わたし」と「あなた」の関係である、といえないだろうか。

人間の治療的変化を決める最も重要な決定的要因は、治療者との「対人的な出会いの質」だ、ともロジャーズは述べている。それこそが、人間の成長や発達をどの程度促すかの決め手になるのだ。面接法の技術とか、心理学上の知識の有無などは決定的な影響を与えるものではない。

現代の、人間性を失った「こわれた世界《ル・モンド・キャッセ》」において、フランスの哲学者ガブリエル・マルセルやスイスの弁証法的神学者カール・バルト（一八八六〜一九六八）が出会いを大切なものだと考えるのは当然である。「出会いという考えは、少なくとも今日まで哲学者たちに、それとしてははっきり認められなかった」（『存在の神秘』）と、マルセルがこぼしていた時代はすでに過ぎ去ったにしても、私たちが出会いを考え直すチャンスというのは、まだまだ、そんなに多くはないように思われる。

うつ病や神経症がおきる原因を考える場合だけでなしに、神経症に悩む人たちがカウンセラーを訪ねた場合、あるいは、精神科の医者を訪ねて精神療法（あるいは心理療法）を受ける場合、または、健康な会社員がエンカウンター・グループで対人関係のトレーニングを受ける場合、すべてこういう場合にも「出会い」ということが問題の核心になっているように思われる以上、もっと「出会い」を掘り下げて考えてみる必要があろう。

患者との心の触れ合い——精神療法のエッセンスとは

このように「出会い」が注目されるまでにも、その前段階として、精神療法を行う際の精神科医と患者との間の心の交流が非常に大切なのだということに気づいた幾人かの人たちがいた。その最初の人は、フェレンツィである。

ハンガリーの精神分析医で、フロイトの弟子だったサンドール・フェレンツィ（一八七三～一九三三）は、神経症の患者は幼時に愛されたことのない人だから、成人後にも愛情を求めているのだろうと考えた。そこで、精神分析の際にも分析医が寛容と快い環境とを提供して、幼時の愛情に関する欲求不満を満たしてあげる必要があると考えた。さらに、分析者と患者との現実の関係が大切であり、分析者の人格が治療に影響することを発見した。人間的温かみや、言葉以外のコミュニケーションによる心の交流が大切だと悟ったのである。

フレデリック・アレンは『問題児の心理療法』で、「人間関係を介しての人間的成長」をおこさせるのが精神療法のエッセンスだと述べている。昔どんなことがあったかという個人の生活史を根掘り葉掘り明るみに出すことよりも、今ここで患者が話す気になったという、「あなたとわたし」の関係、どれくらい自由に話せるか、ということのほうが、はるかに大切だとして、彼はこれを「関係療法」と呼んだ。

スイスの精神科医で現存在分析の創始者として知られるビンスワンガー（一八八一～一九六六）による『精神分裂病』に記されているエレン・ウェストの症例は、躁うつ病のようでもあり、強迫神経症の面もあるし、統合失調症（旧病名・精神分裂症）らしいところももっている複雑な症状を示した三二歳の女性についての記録だが、一人の人間として彼女の訴えに耳を貸してくれた医師が一人もなかったので、退院三日後に服毒自殺をしてしまった。人間と人間の治療関係をつくれば、この症例もきっと治せたに違いない、と述べている。人間を単なる物体、対象ととらえるだけでは、人間を治すことができない。

人間と人間をつなぐ「同情」——感情移入から神的な愛まで

フランスの精神科医ユージーン・ミンコフスキー（一八八五〜一九七二）は、統合失調症が「現実との生ける接触の喪失」を特色とする病気だと述べた。治療者と患者との心の接触がどんなに大切なものであるかは、接触がもてなくなった人間をみると、初めて実感できるのである。

孤立した人と人とを結ぶものとしては同情が考えられ、古代ギリシャのプラトンも精神機能としての知情意のうち、情に当たるものを「同情」だと考えたほどである。

人間と人間との間の絆《きずな》としての「同情」を、ドイツの哲学者・社会学者マックス・シェーラー（一八七四〜一九二八）は次の八型に大別した（梶田による）。

①　感情移入——原初的で反射的な共感
②　同感情——同じ刺激に対する似たような感情的反応
③　感情感染——群衆の中で感情が伝染すること
④　同一化感情——共通の目的や苦労で一つに結ばれる時の仲間意識
⑤　追感——相手の気持ちへの思いやり

⑥ 共感——同情による連帯感

⑦ 人類愛——愛他主義や博愛心

⑧ 超宇宙的な人間愛と神的な愛——宗教的・神秘的な同情感覚

しかし、精神的出会いによってもたらされる一種独特の精神状態は、このどれにも属さないもので、おそらく一単語で表現することはできないものだ。

精神的な「出会い」——人格全体の触れ合いによる自己の変革

実存的な精神療法では、精神分析で使う「転移」といった考えを使わないで、むしろ「出会い」という考えを使い、「転移」も「出会い」の一型とみなすのである。この場合の「出会い」というのは、単に二人の人間が偶然めぐり会ったという意味ではない。たとえば、列車の車掌に偶然にその列車に乗った旅行者が切符を見せたとか、あるいは花屋へ歩いていく途中、偶然、向こうから来た知らない他の人とすれ違った、などというのは「出会い」とはいえない。

マスターズとジョンソンは人間の性行為を科学的視点で研究し、「人間の性反応マスターズ報告」（一九六六）として発表した。彼らの場合には、人間を性的な対象としてだけみているのであって、それはまるで機械を対象としているのと同じで、もはや人間について話しているのではない。その場合のマスターズ、ジョンソンと被験者との間は、人間同士の出会いではなく、「わたし」と「それ」

との関係にすぎない。
二人の人間が出会っただけでは精神的な「出会い」といえないのだ。それでは、精神的な「出会い」とは、どのようなものを指すのであろうか。

「二人の人間が出会い、自分が相手によって受け容れられているという安心感と、重んじられているというお互いの信頼感とがあり、心からしみじみ語り合って、その人本来の自分自身、人間の本質を互いにあらわにして、お互いの魂に触れ合う時、二人の人格はお互いに対する意識をもちつつ、それぞれの人格全体で互いに影響し合う。
この時、互いに相手の人だけを意識して、二人の間に深いコミュニケーションがおこり、一体になったという感じがする。
この決定的な内面的経験によって、それまでの無知や幻想から突然に目覚め、精神世界が突然に広がって、まったく新しい考えが、その人に現れ、世界観や人格構造が変わって、人生に新しい意味を見出す。」

（アンリ・エレンバーガー他編『実存――心理学と精神医学の新しい視点』一九七頁）

これを短くいうならば、「二人の人間の間の人格全体の触れ合いによる、自己の内面世界の変革」とでも定義できようか。こうして、精神的な出会いは、すでにあった関係を新たに立て直す力をもっている。

治療者と患者との「出会い」――症状以前に人間を見る

医学では、人間を機械のように考え、個々の症状を取り上げて、その症状に基づいた診断を下す傾向がある。しかし、現実には、精神病とか、神経症とかいった病気や症状が存在するのではなくて、病人が存在しているのだ。したがって、治療者が自分を主体と考え、患者を外側から単なる対象として眺めて、治療的操作をする対象主義、つまり、時計の修理と同じような治療法を採るならば、精神療法（心理療法）を行うことは不可能となる。

患者と治療者とが出会った場合に、その患者を単に一つのモノとして技術的に片づけようとするならば、その治療者は、現実から自分を遠ざけて、自分を防衛したといわねばならない。つまり、「出会いたくない」、あるいは「出会いから自分を逃避させたい」という気持ちがあるのだ。

そこで、精神科医のうちでも人間学派に属する人たちは、学者とか修理工としてではない一人の人間が、患者としてではない他の一人の人間に対してかかわり合う、という態度で診療に臨み、それを「出会い」と呼んでいる。

そこでは、健康者であろうと、精神障害者であろうと、すべての人間にゆだねられている現存在の可能性を明らかにすることが問題になる。ただ二人の人、あるいは物と物が偶然一緒になるということとは違う。つまり、治療者が、患者について、その経歴、現在の地位、性格など、いろいろなことを知っているということと、実際に自分の前に座っている一人の生きている患者に会うということとでは、意味が全く違う。経歴とか性格とか地位とかを知っているということは、それらを書いた紙切れ一枚を机の上に置いて、それを読み、いわばその紙切れに治療者が会うということと同じだ。他方、生きている生身《なまみ》の人間が、そこに存在しているという場合には、ここに一人の新しい人間がいるのだ、という経験を治療者はもち、そして、生きている人間そのものに対決することになる。

人間と人間との触れ合い――実存的出会いとは何か

ウィーン大学でアドラー、フロイトに学んだ後、独自の実存分析を提唱した精神科医フランクルは、精神療法において重要なのは治療技術ではなく、むしろ治療者と患者の間の人間関係であり、個人と個人の実存的出会いである、と考えている。彼は次のように述べている。

「精神療法は単なる技術以上のもので、芸術であり、純粋科学を乗り越えた知恵である。知恵といっただけでは十分に意を尽くしていない。強制収容所で私は自殺をした一人の女性の遺体を見たことがある。彼女は紙片にこう書き残していた。『運命よりも強いのは運命に耐える勇気です』と。その言葉にもかかわらず、彼女は自ら命を断った。人間的接触がないと、知恵が欠けてくるのである。

最近、夜中の三時に、一人の婦人が電話をかけてきて、自殺を決心したが私がそれをどう思うか知りたいといった。あらゆる理由を挙げてそれを思いとどまるように説得し、とうとう自殺をやめて病院へ私を訪ねるという約束をとりつけるまで三〇分も話しただろうか。しかし、彼女が病院に来たとき、私が説得した内容によって彼女が自殺を思いとどまったのではないことがわかった。自殺をやめようと決めた唯一の理由は、真夜中に熟睡中を起こされても私が怒らずに辛抱強く三〇分も話を聞いたり話してあげたりしたというその事実と、こんな事実が現におきた世界は『きっと生きるに値する世界に違いない』ということを彼女が発見したからであった。」

精神療法に関するかぎり、人間を自分本来のもつ人間性に戻すことに光をあてたのは、主にビンスワンガーの功績である。彼は人間を現象学的にとらえる努力をしたのだった。

そして、次第に「わたしとあなた」の関係が問題の核心と見られるようになってきた。

しかし、これ以外にもう一つの次元が考慮されてしかるべきである。わたしとあなたとの出会いがすべてではない。もともと人間存在がもっているはずの自己を超越する性質は、自分自身を越して伸びる存在に人を変えるのである。マルティン・ブーバーが人間存在を基本的に「わたしとあなたの対話」という形でとらえているとするならば、「わたしとあなた」関係が「二人の外にある意味」に関係するまで彼ら自身を超越していかない限り、この二人の対話は無効だということになるのだ。この点については、言語批判の哲学者であるフェルディナンド・エーブナーが指摘しているとおりである。

心理（精神）療法で重要なのは、心理的工学ないし心理的テクノロジーではなくて、それが「出会いに基づいている」ということであり、出会いというのは二つの「物体ではない人間」が出会うのであって、出会った一人の人間は他の一人とロゴス（実存分析では無意識の中にひそむ「精神的なもの」を意味している）をもって対面する、つまり「存在の意味」を問うているのである。わたしとあなたとの出会いに重点をおくことによって、現存在分析はそうした出会いのパターンをお互いに傾聴させて、彼らの存在論的な難聴から解放することであるといえよう。（"The Will to Meaning" pp.7-9）

第4章で述べたように、精神療法も心理療法も療法の内容はほぼ同じだが、精神科医が行うと精神療法、臨床心理士などが行うと心理療法と呼ばれる。

精神療法での「あなた」――個人的な関係なくして患者の成長はない

「あなたとわたし」「患者と治療者」という二人の者が共同して、第三のものを扱っていこうというのが精神療法である。ここでいう「第三のもの」というのは、自分自身、あるいは世界との矛盾に満ちた人間の経験を指している。共同の仕事のなかでこれを一緒に経験していくことによって、二人の間に現れてくる体験を通して自分についての認識を患者がもつようになる。この認識への「わたし」と「あなた」の関与が重要であり、「真実を二人で一緒に発見していこうという態度」が重要なのである。

他方、「わたし」と「それ」との関係の例を述べれば、これはどこかがこわれている機械として患者を見ている、あるいは複雑な対象として考えている、離れて見ている、という場合である。ロジャーズは次のように書いている。

「他人の内的な世界を私が好んだり、信頼したり、理解すれば、有意義な成長が展開する、ということを信じて、私は、クライエント（来談者、患者）との治療関係のなかに入っていく。その場合に、私は科学者とか医師としてではなく、『ただ個人的な関係のなかに入り込んでいく一人の人間』として関係に入るのである。つまり、私が患者を対象物というふうに見ている限り、クライエントは、単なる対象物にしかならないであろう。」

（村山正治訳『ロージァズ全集』第一二巻、三二五頁）

患者を一個の物体として扱わずに、「わたし」と「あなた」の関係で接していく時にのみ、患者は自分をとらえなおして内的な成長がみられることは、精神療法の際に重要なだけでなく、「あたたかい医療」が行われるための最も基本的な条件なのである。

精神病者に対する出会い療法――患者が壁を取り払うまで

最後に、スイスの精神療法家ハンス・トリューブ（一八八九〜一九四九）による「医師と患者との間の人格的な出会いの学説」（一九五一）について、彼の著書『出会いによる精神療法』に基づいて紹介しておこう。

神経症を治す場合に、神経症の患者の人格的な責任を目覚めさせ、さらにそれを目覚めたままにしておくためには、治療者が対話をする態度が重要である。その場合に、治療者の人格が非常に重みをもつということは、精神療法を行う者なら誰でも知っている。つまり、神経症で自分の内に閉じこもってしまった患者と人格の核心において触れ合って、人間として十分に責任をもった世界との出会いへと彼を導くことが精神療法の目的なのである。

したがって、神経症の患者が治るためには、治療者と患者との間の人格的な信頼関係がどうしても必要になる。そして、現実の事物と出会う世界の中へ、患者が自分を投げ込んで、初めて治ることができる。この治療者との出会いがキッカケになって、本当の人間的共同性の世界との出会いの回復へと導かれるのであって、それが現実の人間との接触の始まりであり、自分だけの世界から抜け出すキッカケとなる。

治療者が患者に初めて出会った時に、患者は治療者の人柄に接して、患者の最も奥深いところまで語りかけられ、患者の人格的本性が治療者によって根本的に受け容れられているのを感じる。自分とまさに同じ人間である治療者という他人によって受け容れられるという体験の中で、それまで患者がもっていた恥ずかしさが次第に消えていく。

そして、精神療法家の助けによって、患者は自分の周りに築いていた壁を透明なものに変え、次第に取り払っていく。つまり、それまでは、神経症の患者は伴侶《はんりょ》的な世界への根本的な出会いを拒んで、もっぱら自分の周りに壁を張りめぐらすことによって病気をつくっていたのである。世界との真の出会いへと向かおうとする人間の心の欲求がせき止められると、欲求は無意識の世界へと集まって自分の世界に閉じ込もり、出会いを拒むという結果になる。

「出会い」こそが生きる希望を与える――人間性の回復に向かって

生きるということは、世界との人格的な出会いによって行われる。患者の場合には、人間の自己が現実との伴侶的出会いから逃避している結果、神経症がおきるのであるから、患者は治療者という伴侶との新しい対話の中で、治療者を人間的な「あなた」、つまり全人間的出会いの根源的伴侶として形成し、治療者は患者にじかに話しかけて自分を開く。世界との出会いから後退して、対話の能力を失っている神経症の患者を、そういう「治療者と患者」という新しい伴侶による新しい対話の力で、世界との交わりのほうへ導くことによって出会いの能力を回復させ、神経症を治していく。これが人間学的な精神療法の根本的な原理である。

したがって、治療者は、まず第一に、神経症の患者には、対話をするという方向をとりながら、話しかけることができる相手としての「あなた」を患者の中に形成しなければならない。そしてそれが、患者を「具体的な世界との出会い」へと導くことになる。これがトリュープによる出会いをめぐる精神療法の根本的な原理である。精神医学ないし人間の精神にとって「出会い」がどんなに大きな意味をもっているかがわかるではないか。

そして、この原則は単に精神療法家と精神障害者との間の関係だけでなく「こわれた世界《ル・モンド・キャッセ》」に住む疎外された私たち人間全員についても、お互いの人間性を回復するためにあてはめてよいことではないかと思う。「出会い」による癒しこそ、苦界にある私たちに生きる希望を与え、生きがいをもたらすものにほかならない。患者との関係にも、このような「出会い」がなければなるまい。

あとがきにかえて——患者の家族となって

辛い体験

二〇〇五年四月、思いがけず夫の小林司が脳出血により救急車で搬送、緊急手術、入院、リハビリ目的の転院という経験をした。それまでは、病院という現場は他人ごとだったが、いったん入院患者の家族となったときはじめて、医療現場では患者も家族もなんと無力なものかと痛切に感じた。緊急入院ということだけでも動転しているのに、手術の同意書、説明などむずかしい言葉であれこれ言われてもすべてが上の空で、「おっしゃるとおりにいたします」とひたすら出された書類にいくつも判を押したことだけが思いだされる。

手術後にリハビリ病院に転院したが、転院先で脱水から意識不明になるというハプニングを経験したのちに、さらにあるカトリック系の病院へ自らが選んでリハビリを目的として転院した。そのときに非常に辛い経験をしたことが今でも忘れられない。

病棟に着くとどこの病院でも決まりなのだろうが、家族構成からはじまり、病気の経過、今後の予定などについて聞かれる。

そのとき小林は脳出血手術後ほぼ一か月半ほどでまだ自力で立ち上がることもできず、さらにベッドで自力で起き上がることもできないというかなりの重症であった。

型どおり、今後の予定が聞かれ、そのあとでまず看護師長が口にしたのは、

「この病棟には原則三か月しかいられませんので次にどうするかを考えてください、三か月はすぐに経ちますからね」だった。

たしかに、原則はそうだろうが家族にしてみれば、今ここの病棟にやっとたどりついたばかりだ。医療の原則だろうが、言い方も伝えるタイミングもあるだろう。しっかり者で仕事もそれなりにバリバリこなしているように見受けられた看護師長だが、どうしても信頼関係をもてないまま退院までを過ごした。

それでもおそるおそる「在宅で」と答えると、同席していたリハビリ担当の理学療法士が、「寝室はベッドですか、一階ですか」とたずねた。これも既定の質問だったのかもしれない。

「二階です」と答えたとたん、即座に「それでは、それは無理ですね」と言うのだ。

たしかにあの病状からは、理学療法士の立場からみれば「無理だ」と判断したのだろうが、その態度と言い方に圧倒され、その療法士には入院期間中どうしてもいい感情をいだけなかった。

ガンに侵されていても積極的に生きることを実践された絵門ゆう子さんが朝日新聞に連載していたエッセーの中に、不治の病に侵されている若い女の子が「先生、私結婚できるかしら」とたずねたとき即座に「できない」と返答されたという、その子の辛い体験を綴ったものがあった。嘘をついてく

れというわけではないが、「今の医学ではあなたの病気は治らないが、将来は医学が発達して治ることもあるだろうから、そうしたら結婚もできるかもしれませんよ」とどうして答えてくれないのかというような内容だったと思う。絵門さんもカウンセリングの勉強をされていたそうなので、カウンセラーとしての思いだったのだろう。

「今の状態をみると、私には三か月後に二階の寝室で暮らすことはとうてい無理だと思われます、でもがんばってみましょう」と言われたら、私の気持ちは大きく違っていただろう。

よくしたもので、その病棟に「入院生活でお困りのことはなんでもご相談ください、秘密は守ります」という相談室のポスターが張ってあったのが目にとまり、すぐに相談室に駆け込んだ。

そこで包容力がある非常に素晴らしいケース・ワーカーの方に悩みを聞いてもらった。彼女は私の思いをすべてやさしく受け止めてくれたうえで、看護師長の立場や現在の医療制度についても説明してくれ、さらに次に転院するならこういうところがありますよと、さまざまな病院のパンフレットも渡してくれた。「私の担当したXさんはこの病院に転院されて今は杖で歩けるようになりましたよ」というプラスの情報ももらえて、少し気持ちが楽になった。

彼女は私もそうありたいと思うほどに理想的なケース・ワーカーだった。この相談室がなければ入院生活はいっそう辛いものになっただろう。そのケース・ワーカーの方には折にふれて力になっていただいたことも忘れられない。

「笑顔」で「一日三回おせじ」をお願いします

「プラス思考と脳のメカニズム」という表題で、小林は全国の市町村などから依頼があると講演に出向いていた。講演旅行のときには必ず同行していたのでその講演も聴く機会がしばしばあった。その中にプラス思考の実践として「一日三回おせじを言いなさい」というのがあった。

朝起きたら「おかあさん、今日のブラウスは素敵だね」とか「朝顔がきれいだね」とか、なんでもプラス・ストローク（おせじ）になることを口にだすことで脳もプラス思考になるというものだった。

地元の小さな合唱グループに私は時々顔をだすのだが、そこの先生はめったにほめない。「ここの音程が悪い、出だしがそろわない……」と熱心に指導する。みな素人の集まりで、合唱歴が長くても全員がすごく上手というわけではないのでそろわないのも当たり前、先生にしてみればなんとか上手になってほしいのであれこれ注意するのだろうが、歌うほうにしてみれば二時間これがつづくとかなりの苦痛になってしまう。

「ここはすごくいいけれど、ここはもう少し合わせてみましょう」と言えばいいのにと思ってしまう。大人だってほめられれば気持ちがいいものだ。

またあるときに出会った先生で、「ここへは、はじめから上手で来た人は一人もいませんよ。みなここに来て、ほら、こんなに上手になるのよ」というほめ上手の人もいた。また「講師を集めた講習会があってね、そこで毎回来た生徒さんには一人一人ちゃんといいところを見つけてほめるようにって言われているのよ」と種をあかした習い事の先生もいた。

病院という世界はほめることがないのだと痛感した。たしかに、「だいぶよさそうですね」「もうすぐよくなりますよ」などと医療者が安易に口にするのはタブーなのかもしれないけれど、できる範囲でのプラスのストロークがあってもいいはずだ。

それがたとえ終末医療の現場でも「昨日は痛みが少ないようでしたね」とか「ここに飾ってあるお花は綺麗ですね」とか何かしら見つけられるだろう。

看病する家族にとって、特にリハビリ目的の入院の場合には「よくなってきましたね」と言われるのが一番うれしい。ところがリハビリ目的で入院しているあいだに医療者からそのような言葉をかけられることは皆無といっていいほどだった。唯一その言葉をかけてくれたのが、毎日病室をお掃除しにきてくれる、病院の職員ではない方だった。

道で会っても「このごろご主人、顔色がいいわね」などとも言ってくれて本当にうれしかったし、看病の努力が報われたように感じた。

同じリハビリ病棟の入院患者やその家族からのプラスの情報もありがたかった。

「ほらあの人、車椅子だったのに今は杖で歩いているでしょ」とか、

「寝たきりだったのに、ほら、今は車椅子で自分で移動できるようになったのよ」。

そういう情報があると、うちの夫ももっとよくなるかもしれないという希望につながってくる。

特にリハビリを担当する理学療法士や作業療法士が少しでもよくなったところを見つけて毎回ほめてくれたら、どんなにかリハビリが楽しくなるのにと、いつも思ったものだった。

患者にリハビリを積極的にしようという気力がなかったこともあるのかもしれないが、つねに「ニコリ」ともしない、もちろん励ますでもなく淡々とリハビリをこなす理学療法士にもうんざりだった。

笑顔で気分良く暮らすことが快適であることを、私たちは体験的に知っていたが、その気分の良さがミラー・ニューロン仮説により説明できるということがわかってきた。一九九〇年代にイタリアの研究者が提唱した仮説だそうで、日本ではNHKテレビの「ためしてガッテン」（二〇〇八年一月二三日放映）で広く知られるようになった。つまり、脳の中に相手の表情やしぐさに反応するミラー（鏡）のニューロン（神経）があり、「私がニッコリ」なら思わず「相手もニッコリ」になるという、まさに笑顔の科学である（別冊日経サイエンス159号『脳から見た心の世界 Part 3』二〇〇七年）。

病院で「笑顔」で「一日三回おせじを言ってくれる」人がいたら、どれほどに患者やその家族は救われるかと思う。「医療や介護の現場は忙しくてとてもそんなことをする暇はない」と思われるかもしれないが、「あなたの五秒の笑顔、五秒のやさしい声かけ」がどれほど患者や家族の大きな救いになるかをぜひとも心にとめていただきたい。

生かされている命に感謝して

小林が手術をうけるときは「手術で命を落とすこともあります」「植物人間になるかもしれません」「でもほっておけば必ず死にます」というような説明をうけた。病院というところは最悪のことを想定して話すところなのだと、あとから知った。よく「缶詰を開けるときには手を切らないように注意しましょう」と書かれているように、万一訴訟になったときの安全弁なのだろうか。

夜中に救急車で運ばれたということもあり、その説明を噛み砕いて言いなおしたり、家族に気配りをするほど夜間の救急外来は暇ではないのが現実なのだろう。

友人がある大学病院で検査結果を聞いたときに「一番はじめに『膠原病《こうげん》かもしれません』と言われてびっくりして、そのあとのことばはもう何を言っているのかわからなかった」とこぼしていた。それでも気をとりなおしてもう一度聞いたら「膠原病、××病、××病の可能性もあるけれど、現在は問題ない」ということだったそう。いきなり恐ろしい病名をだされるとあとは驚いてしまって次のことは理解できなくなってしまう。しかも医師はパソコンの画面ばかりを見ていて患者の顔を見てくれなかったのだそうだ。ちょっとした結果を伝えるときにも看護師などのサポートがあれば患者の病気への理解も違ってくるだろうにと思う。

とにかく現在、小林の命があること自体が奇跡であり、多くの人に支えられた賜物である。その命をいただいたことを感謝して、今はできるだけこの体験を発信して恩返ししたいと願っている。

車椅子生活の不便、介護保険利用の不自由、医療費のこと、リハビリのことなど、今まで見えなかったことがいくつも見えてきた。『何事も経験ですよ』というシャーロック・ホームズの言葉が聞こえてくるような気がしている。

東山　あかね（日本シャーロック・ホームズ・クラブ主宰者、社会福祉士、精神保健福祉士）

クローズアップニッポン　佐藤可士和——デザインの99%は「見えない仕事」，プレジデント，10月15日号，2007.

＊

Brown, S. D. and Lent, R. W.（eds.）: *Handbook of Counseling Psychology*, John Wiley & Sons（New York），1984,（p.982）.

Bernstein, L., Bernstein, R. S., and Dana, R. H.: *Interviewing; A Guide for Health Professionals*（second edition），Appleton-Century Crofts（New York），1974,（p.197）.

Corsini, R. J.（ed.）: *Current Psychotherapies*（third edition），F. E. Peacock Publishers（Itasca, Ill.），1984,（p.570）.

Durham, J. D. and Hardin, S. B.（eds.）: *The Nurse Psychotherapist in Private Practice*, Springer（New York），1986,（p.339）.

Frankl, V. E.: *The Doctor and the Soul; From Psychotherapy to Logotherapy*, Penguin Books（Harmondsworth），1946,（Pelican Books），（p.268）.

Frankl, V. E.: *Man's Search for Meaning*, Simon & Schuster（New York），1959,（p.151）.

Frankl, V. E.: *The will to meaning; Foundations and applications of logotherapy,* New American Library（New York）, 1969,（p.181）.

Goleman, D. and Speeth, K. R.（eds.）: *The Essential Psychotherapies*, New American Library（New York），1982,（p.308）.

Ingleby, D.（ed.）: *Critical Psychiatry; The Politics of Mental Health*, Penguin Books（Harmonds worth），1981,（p.228）.

Jessop, A. L.: *Nurse-Patient Communication; A Skills Approach*, Microtraining Associates（North Amherst, Mass.）, 1979,（p.99）.

Johnson, S.: The grieving patient, In Durham, J. D. & Hardin, S. B.（eds.）: *The Nurse Psychotherapist in Private Practice*, Springer（New York），1986,（p.208）.

Kaplan, H. I. & Sadock, B. J.（ed.）: *Comprehensive Textbook of Psychiatry*（5th edition），Williams & Wikins（Baltimore, Md.），1989,（p.2229）.

Kovel, J.: *A Complete Guide to Therapy; From Psychoanalysis to Behaviour Modification*, Penguin Books（Harmondsworth），1976,（Pelican Books），（p.369）.

＊各文献末尾の（　）内は総頁数を表します。

吉田甫，栗山和広編：教室でどう教えるかどう学ぶか——認知心理学からの教育方法論，北大路書房，1992，(238頁)．
吉松和哉：医者と患者〈叢書：精神の科学15〉，岩波書店，1987，(270頁)．
米山正信：教師のための実例による精神分析入門，黎明書房，1995，(284頁)．
頼藤和寛，中川晶，中尾和久：心理療法——その有効性を検証する，朱鷺書房，1993，(254頁)．
頼藤和寛：だれかがどうにか症候群——現代人を理解する新しい視点，日本評論社，1995，(224頁)．
R・ラッセル，R・D・レイン，岸良範，若山隆良訳：愛のレッスン——レインと私，新曜社，1994，(416頁)．
G・リゾラッティ他：他人を映す脳の鏡，別冊日経サイエンス「脳から見た心の世界Part3」，p.6-13，2007．
ラッセル・V・リー，セーレル・エイマール，水野肇監修：医師の話〈ライフサイエンスライブラリー，コンパクト版24〉，タイムライフインターナショナル，1969，(302頁)．
E・E・レヴィット，西川好夫訳：不安の心理学，法政大学出版局，1969，(262頁)．
W・E・レーマン，新田健一訳：アダム・コンプレックス——自己発見のための男性心理学，勁草書房，1995，(208頁)．
蓮如，出雲路修校注：御ふみ〈東洋文庫345〉，平凡社，1978，(420頁)．
カール・R・ロージァズ，村山正治編訳：人間論〈ロージァズ全集12〉，岩崎学術出版社，1967，(512頁)．
エーヴリー・D・ワイスマン，高橋祥友他訳：死をどう受けとめるか——末期患者の否認と受容の心理，中央洋書出版部，1992，(248頁)．
若き認知心理学者の会：認知心理学者教育を語る，北大路書房，1994，(238頁)．
若林一美：安らかな死のために——ホスピス，現代出版，1982，(256頁)．
渡辺三枝子監修：患者との接し方——看護活動とカウンセリング，へるす出版，1987，(238頁)．
渡辺三枝子：カウンセリング心理学——変動する社会とカウンセラー，ナカニシヤ出版，1996，(152頁)．
渡辺康麿：セルフ・カウンセリングの方法——本当の自分の姿が見える，日本実業出版社，1996，(230頁)．

*

特集／医師と患者——新関係構築のとき，日経メディカル，14(8)：28-46，1985．

鎮静に向かう“医師不信の嵐”，日経メディカル，14(8)：94-100，1985．

「カウンセリング」特集号，青年心理，64，1987．

「出会い」特集号，青年心理，69，1988．

南博編：心理学がわかる事典，日本実業出版，1994，(320 頁).
宮城音弥編：岩波心理学小辞典，岩波書店，1979，(352 頁).
三宅俊治，谷口俊治編：心理から教育へ，ナカニシヤ出版，1994，(192 頁).
宮本忍：医療の原点——新しい医学像を求めて，勁草書房，1969，(312 頁).
A・ミラー，山下公子訳：沈黙の壁を打ち砕く——子どもの魂を殺さないために，新曜社，1994，(232 頁).
レイモンド・A・ムーディ，斎藤茂太訳・監修：「笑い」の考察，三笠書房，1979，(226 頁).
村瀬嘉代子：子どもの心に出会うとき——心理療法の技法，金剛出版，1996，(243 頁).
村山正治編：ヒューマニティ——新たな深まりと広がりを求めて，九州大学出版会，1993，(150 頁).
アクセル・ムンテ，久保文訳：サン・ミケーレ物語　増補版，紀伊國屋書店，1974，(390 頁).
ロロ・メイ，E・エンジェル，H・F・エレンバーガー編，伊東博，浅野満，古屋健治訳：実存——心理学と精神医学の新しい視点，岩崎学術出版社，1977，(331 頁).
Medical World News から——医師が患者になった時，日経メディカル，15(13)：165–169，1986.
望月享子：日常の不器用——もたもた，とちり，あがり等の効用，誠信書房，1993，(252 頁).
森省二：幼児，児童の対象喪失，現代のエスプリ，248，1988，(200 頁).
森日出男編：患者の理解〈看護実践シリーズ 1〉，中央法規出版，1985，(226 頁).
諸富祥彦：カウンセラーが語るこころの教育の進め方——「生きる意味と目的」を見つけるために，教育開発研究所，1996，(208 頁).
門前進：イメージ自己体験法——心を味わい豊かにするために，誠信書房，1995，(176 頁).
A・ヤッフェ，氏原寛訳：ユング——そのイメージとことば，誠信書房，1995，(238 頁).
柳澤桂子：認められぬ病——現代医療への根源的問い，中公文庫，1998，(252 頁).
山崎章郎，米沢慧：新ホスピス宣言，雲母書房，2006，(230 頁).
山崎正監修，山田冨美雄編：癒しの科学　瞑想法——神秘主義を超えて，北大路書房，1995，(298 頁).
山中康裕，岡田康伸編：身体像とこころの癒し，岩崎学術出版社，1994，(312 頁).
横湯園子，高垣忠一郎編：心の視点——カウンセリング・トレーニング，青木書店，1997，(209 頁).
吉岡昭正：死の受容——ガンと向きあった 365 日，毎日新聞社，1980，(212 頁).
吉田哲：看護とカウンセリング——患者とのコミュニケーションを検討する（改訂），メディカ出版，2000，(175 頁).

(284頁).
S・フロイト，高橋義孝訳：夢判断　上・下〈新潮文庫〉改版，新潮社，2005，(530頁，527頁).
S・フロイト，新宮一成訳：夢解釈Ⅰ〈フロイト全集4〉，岩波書店，2007，(394+23頁).
エーリッヒ・フロム，佐野哲郎訳：生きるということ，紀伊國屋書店，1977，(288頁).
ジョーン・M・ベイカー，カレン・C・ソレンセン，早坂泰次郎他訳：患者の死への関心(早坂泰次郎他訳：死の床にある患者たち――看護の視点から〈看護学翻訳論文集4〉，現代社，1982，(312頁)，p.95-103).
H・E・ペプロウ，稲田八重子，小林冨美栄訳：人間関係の看護論，医学書院，1973，(374頁).
J・H・ヴァン・デン・ベルク，早坂泰次郎，上野矗訳：病床の心理学，現代社，1975，(184頁).
J・ボウルビイ，作田勉監訳：ボウルビイ母子関係入門：星和書店，1981，(247頁).
星野命ほか：オルポートパーソナリティの心理学〈有斐閣新書〉，有斐閣，1982，(198頁).
細井順：こんなに身近なホスピス，風媒社，2003，(211頁).
M・L・マクマナス，林春男訳：災害ストレス――心をやわらげるヒント，法研，1995，(112頁).
A・H・マズロー，小口忠彦監訳：人間性の心理学――モチベーションとパーソナリティ(改訂新版)，産業能率大学出版部，1987，(514頁).
町沢静夫：心は癒される――絶望が希望に変わるまで，大和書房，1995，(224頁).
松原達哉編：メンタルヘルスガイド――充実した大学生活をおくるために，教育出版，1994，(240頁).
D・マツモト，工藤力訳：日本人の感情世界――ミステリアスな文化の謎を解く，誠信書房，1996，(222頁).
松本良枝：少女の非行と立ち直り，〈現代心理学ブックス〉大日本図書，1995，(213頁).
C・H・マレ，小川真一訳：冷血の教育学――だれが子供の魂を殺したか，新曜社，1995，(464頁).
C－H・マレ，小川真一訳：首をはねろ！――メルヘンの中の暴力，(新装版) みすず書房，1998，(307頁).
水島恵一，田畑治，岡堂哲雄編：新版カウンセリングを学ぶ〈有斐閣選書〉，有斐閣，1987，(228頁).
水田善次郎編：登校拒否児に学ぶ，ナカニシヤ出版，1994，(204頁).
水野肇編：現代医学と人間性，現代のエスプリ，147，1979，(180頁).
見藤隆子：からだを聴く――看護の限りない可能性を拓くもの，日本看護協会出版会，1996，(158頁).

(256頁).
J・パーソンズ，大野裕監訳：実践的認知療法――事例定式化アプローチ，金剛出版，1993，(320頁).
服部祥子編：こころの危険信号――小学生メンタルヘルス・エッセンス〈メンタルヘルス・エッセンスシリーズ２〉，日本文化科学社，1995，(208頁).
P・P・ハーディン，松岡敬子訳：豊かに老いる――中高年世代必読の実用的ガイドブック，たま出版，1994，(399頁).
G・バートン，大塚寛子，武山満智子訳：ナースと患者――人間関係の影響，医学書院，1966，(214頁).
人見一彦：子どもの心のシグナル――教師と親への精神保健コンサルテーション，朱鷺書房，1995，(248頁).
ヒューマン・リーグ編：女性のためのカウンセリング情報――カウンセリングを受けたい人に・カウンセラーになりたい人に，千早書房，1995，(245頁).
シャーロッテ・ビューラー，井上厚ほか訳：心理療法――治療における価値の問題，誠信書房，1966，(228頁).
平木典子：アサーション・トレーニング――さわやかな「自己表現」のために，日本・精神技術研究所，1993，(186頁).
平木典子：カウンセリングとは何か〈朝日選書〉，朝日新聞社，1997，(208頁).
平木典子：新版カウンセリングの話〈朝日選書〉，朝日新聞社，2004，(218頁).
平山正実：悲嘆の構造とその病理，現代のエスプリ，248，1988，(200頁).
平山正実，斎藤友紀雄編：悲しみへの援助――グリーフ・ワーク，現代のエスプリ，248，1988，(200頁).
深沢道子：患者を理解するために，看護，33(4)：117-134，1981.
福沢周亮，桜井俊子編著：看護コミュニケーション――基礎知識と実際，教育出版，2006，(183頁).
福島脩美：カウンセリング演習，金子書房，1997，(172頁).
福屋武人：「寂しさ」と「絶望」の癒し方――追いつめられた心を救う安らぎのカウンセリング，PHP研究所，1996，(202頁).
マルティン・ブーバー，植田重雄訳：我と汝・対話〈岩波文庫〉，岩波書店，1979，(274頁).
アデレイド・ブライ編，空井健三，市間洋子訳：心理療法とは何か――九人の心理療法家にきく，新曜社，1984，(272頁).
ローレンス・M・ブラマー，対馬忠，対馬ユキ子訳：人間援助の心理学――新しい生きがいの探求，サイマル出版会，1978，(274頁).
ヴィクトール・E・フランクル，霜山徳爾訳：死と愛――実存分析入門，みすず書房，1957，

W・ドライデン，R・デジサッビ，菅沼憲治訳：実践論理療法入門――カウンセリングを学ぶ人のために，岩崎学術出版社，1997，（112頁）.
J・トラベルビー，長谷川浩，藤枝知子訳：人間対人間の看護，医学書院，1974，（368頁）.
ハンス・トリューブ，宮本忠雄，石福恒雄訳：出会いによる精神療法，金剛出版，1982，（201頁）.
P・トローワー，A・ケーシー，W・ドライデン，内山喜久雄監訳：実践認知行動カウンセリング――最新の援助技法ガイドブック，川島書店，1997，（232頁）.
キャロル・レン・ナイルズ，早坂泰次郎他訳：死にゆく人々への思いやりのあるケア（早坂泰次郎他訳：死の床にある患者たち――看護の視点から〈看護学翻訳論文集4〉，現代社，1982，（312頁），p.179-191）.
M・ナウムブルグ，中井久夫監訳，内藤あかね編：力動指向的芸術療法，金剛出版，1995，（250頁）.
中川米造：医学をみる眼〈ＮＨＫブックス〉，日本放送出版協会，1970，（224頁）.
中嶋真澄：こころの温度計――あったかい人間関係がはかれる，法研，1997，（229頁）.
中西信男，那須光章，古市裕一，佐方哲彦：カウンセリングのすすめ方〈有斐閣新書〉，有斐閣，1983，（238頁）.
中西信男，渡辺三枝子編：最新カウンセリング入門――理論・技法とその実際，ナカニシヤ出版，1994，（210頁）.
中根晃，市川宏伸，内山登紀夫編：自閉症治療スペクトラム――臨床家のためのガイドライン，金剛出版，1997，（240頁）.
中村喜久子，中原射鹿止：カウンセリングにおけるカウンセラーの経験クライエントの経験，道和書院，1997，（206頁）.
中本征利：精神分析技法論，ミネルヴァ書房，1995，（426頁）.
成田善弘，関口純一，小林進，近藤三男，水野信義，渡辺久雄編：精神療法の探究，金剛出版，1994，（248頁）.
西尾和美：今日一日のアファメーション――自分を愛する365日，ヘルスワーク協会，1996，（400頁）.
西澤哲：子どもの虐待――子どもと家族への治療的アプローチ，誠信書房，1994，（220頁）.
西谷裕監修：カウンセリングと心理検査〈やさしい医療福祉シリーズ6〉，嵯峨野書院，1996，（256頁）.
新田健一，田中マユミ編：新・こころの科学――もだん・さいころじぃ，尚学社，1996，（153頁）.
日本進路指導学会編：キャリア・カウンセリング――その基礎と技法，実際，実務教育出版，1996，（312頁）.
橋本義雄：医者の言い分・患者の気持――外科医50年名医の直言，明日香出版社，1983，ビクター・ゾルザ，ローズマリー・ゾルザ，岡村昭彦監訳，木村恵子訳：ホスピス――末期ガン患者への宣告，家の光協会，1981，（432 頁）．
シシリー・ソーンダース，早坂泰次郎他訳：人生の最終段階（早坂泰次郎他訳：死の床にある患者たち――看護の視点から〈看護学翻訳論文集 4〉，現代社，1982，（312 頁），p.251-264）．
シシリー・ソンダースほか編，岡村昭彦監訳：ホスピス――その理念と運動，雲母書房，2006，（369 頁）．（『ホスピスケアハンドブック』（家の光協会，1984 年刊）の改題）
高橋省己編著：子どもの精神保健，日本文化科学社，1993，（240 頁）．
高山浩子：シェイクスピア劇の登場人物――その性格と心理，こびあん書房，1987，（202 頁）．
詫摩武俊：いじめ――のりこえるにはどうするか〈ライブラリ思春期の“こころの SOS”1〉，サイエンス社，1995，（208 頁）．
竹下節子：聖女伝――自己を癒す力，筑摩書房，1995，（208 頁）．
鑪幹八郎，宮下一博，岡本祐子編：アイデンティティ研究の展望Ⅰ・Ⅱ・Ⅲ，ナカニシヤ出版，1995，（364 頁，371 頁，324 頁）．
立川昭二：日本人の病歴〈中公新書 449〉，中央公論社，1976，（292 頁）．
田中敏：心のプログラム――心理学の基礎から現代社会の心の喪失まで，啓文社，1994，（193 頁）．
田中三一子：いのちの輝きのなかに，世紀，349：4-10, 1979.
田中三一子：福音宣教についての一考察――いのちの電話を手掛りとして（1），清泉女子大学紀要 Vol. 40（1992）p.55-64.
玉井美知子：十代のパスポート心理と非行Ｑ＆Ａ〈シリーズ・暮らしの科学６〉，ミネルヴァ書房，1994，（176 頁）．
千葉康則：脳と人間と社会〈教養選書〉，法政大学出版局，1996，（196 頁）．
辻村英夫，又吉正治：カウンセリングと人間関係，学文社，1996，（135 頁）．
Ａ・デーケン：生と死を考える会，現代のエスプリ，248，1988，（200 頁）．
Ａ・デーケン：ユーモアは老いと死の妙薬――死生学のすすめ，講談社，1995，（225 頁）．
ルネ・Ｊ・デュボス，田多井吉之介訳：健康という幻想――医学の生物学的変化，紀伊國屋書店，1977，（214 頁）．
寺本松野：看護のなかの死（新装版），日本看護協会出版会，2001，（361 頁）．
Ｓ・ドゥ・シェイザー，小森康永訳：ブリーフ・セラピーを読む，金剛出版，1994，（237 頁）．
シャーリー・ドゥブレイ，若林一美ほか訳：シシリー・ソンダース――ホスピス運動の創始者，日本看護協会出版会，1989，（338 頁）．
徳田良仁，小林司編：学校精神衛生の展望，日本精神衛生会，1975，（217 頁）．

1994, (202頁).
坂野雄二：認知行動療法，日本評論社，1995，(192頁).
阪本健二：人間関係の病——分裂病論，弘文堂，1979，(244頁).
佐々木雄二：自律訓練法の実際——心身の健康のために，創元社，1976，(220頁).
佐治守夫：カウンセラーの＜こころ＞，みすず書房，1996，(296頁).
佐治守夫，岡村達也，保坂亨：カウンセリングを学ぶ——理論・体験・実習，東京大学出版会，1996，(280頁).
佐羽城治：医師と患者のコミュニケーション（日本尊厳死協会編：安楽死論集8，人間の科学社，1984，(198頁)，p.126-152).
H・シーガル，新宮一成他訳：夢・幻想・芸術——象徴作用の精神分析理論，金剛出版，1996，(206頁).
篠木満：心理カウンセラーが書いた気持ちが軽くなる心理相談88，日新報道，1997，(220頁).
清水昭美：文学のなかの看護，医学書院，1985，(238頁).
霜山徳爾：人間へのまなざし〈中公叢書〉，中央公論社，1977，(284頁).
シュワルツ－サラント，N，織田尚生監訳：境界例と想像力——現代分析心理学の技法，金剛出版，1997，(326頁).
E・ショプラー他編，佐々木正美，青山均監訳：自閉症のコミュニケーション指導法，岩崎学術出版社，1995，(272頁).
白井幸子：看護にいかす交流分析——自分を知り、自分を変えるために，医学書院，1983，(234頁).
白井幸子：医療の現場におけるこんな時のカウンセリング，医学書院，1993，(246頁).
新教育心理学研究会編：教育心理学入門——生涯教育の視点から，八千代出版，1994，(228頁).
菅野泰蔵編：私の「こころの日曜日」——虹色の小さな物語，法研，1997，(240頁).
杉浦京子，森谷寛之他：体験コラージュ療法，山王出版，1992，(160頁).
I・スチュアート，酒井敦子，杉村省吾，本多修他訳：交流分析のカウンセリング，川島書店，1995，(248頁).
A・スティーヴンズ，相馬寿明訳：自己実現の心理学——元型論入門，どうぶつ社，1996，(354頁).
S・R・スラブソン，小川太郎他訳：集団心理療法入門，誠信書房，1956，(318頁).
J・セイヤーズ，大島かおり訳：20世紀の女性精神分析家たち，晶文社，1993，(472頁).
世良正利：日本人のパーソナリティ（精選復刻），紀伊國屋書店，1994，(194頁).
曽野綾子，A・デーケン編：生と死を考える〈生と死を考えるセミナー第1集〉，春秋社，1984，(200頁).

國分康孝：カウンセリングの理論，誠信書房，1980，(336 頁)．
國分康孝：カウンセリングと精神分析，誠信書房，1982，(252 頁)．
國分康孝，國分久子：カウンセリングＱ＆Ａ１，誠信書房，1984，(234 頁)．
國分康孝：愛育通信より――カウンセリング心理学が語る人間関係，人間技法，瀝々社，1996，(273 頁)．
國分康孝監修：エンカウンターで学級が変わる小学校編，図書文化，1996，(192 頁)．
國分康孝：ポジティブ教師の自己管理術――教師のメンタルヘルス向上宣言，図書文化，1996，(224 頁)．
「こころの相談室ガイドブック」編集委員会編：こころの相談室ガイドブック 1996 年版，日本文化科学社，1995，(184 頁)．
小林純一：カウンセリング序説――人間学的・実存的アプローチの試み，金子書房，1979，(304 頁)．
小林純一：創造的に生きる――人格的成長への期待，金子書房，1986，(382 頁)．
小林司：精神医療と現代，日本放送出版協会，1972，(236 頁)．
小林司：出会いについて――精神科医のノートから〈ＮＨＫブックス〉，日本放送出版協会，1983，(256 頁)．
小林司，東山あかね：シャーロック・ホームズの深層心理，晶文社，1985，(208 頁)．
小林司：愛とは何か〈ＮＨＫブックス〉，日本放送出版協会，1997，(277 頁)．
小林司：「生きがい」とは何か――自己実現へのみち〈ＮＨＫブックス〉，日本放送出版協会，1989，(238 頁)．
小林司：入門こころの科学――知りたい自分の心・わかりたい他人の心，あすなろ書房，2001，(221 頁)．
小林司編：カウンセリング大事典，新曜社，2004，(944 頁)．
小林司：「なりたい自分」に変わる本――ホームズとワトスンが教えるメンタルヘルス，ＰＨＰ研究所，2008，(192 頁)．
小林俊雄：子どもの心が分かる――心理カウンセラーのノートから，家政教育社，1995，(350 頁)．
Ｈ・コフート，本城秀次，笠原嘉訳：自己の治癒，みすず書房，1995，(328 頁)．
Ｈ・コフート，水野信義，笠原嘉監訳：自己の分析，みすず書房，1994，(341 頁)．
Ｐ・コフマン編，佐々木孝次監訳：フロイト＆ラカン事典，弘文堂，1997，(612 頁)．
近藤裕：自分の心が見える本――疲れた心を健康にする処方箋，法研，1993，(224 頁)．
斎藤学編：依存と虐待〈こころの科学セレクション〉，日本評論社，1999，(182 頁)．
斎藤美津子：看護とコミュニケーション，看護，35(2)：39-56，1983．
斎藤美津子：きき方の理論――続・話しことばの科学，サイマル出版会，1972，(216 頁)．
坂野雄二，宮川充司，大野木裕明編：生徒指導と学校カウンセリング，ナカニシヤ出版，

頁).
桂戴作，杉田峰康，白井幸子：交流分析入門（第2版），チーム医療，2007，(150頁).
河合隼雄：カウンセリングと人間性，創元社，1975，(300頁).
河合隼雄：働きざかりの心理学〈新潮文庫〉，新潮社，1995，(211頁).
河井芳文，河井英子：場面緘黙児の心理と指導——担任と父母の協力のために，田研出版，1994，(223頁).
川中なほ子：家族の死と残された者の生（曽野綾子，A・デーケン編：生と死を考える〈生と死を考えるセミナー第1集〉，春秋社，1984，(200頁)，p.129-147).
川島みどり：思いやり，教育と医学，33(3)：254-259，1985.
河野博臣：死の精神療法（柏木哲夫編，ホスピスと末期ケア，現代のエスプリ，189，1983，(216頁)，p.132-144).
菅野純：教師のためのカウンセリングゼミナール，実務教育出版，1995，(240頁).
菊地多嘉子："他者の皮膚の内側に入っていく" ための一助として，〈看護のなかの出会い〉，日本看護協会出版会，1987，(114頁).
E・キューブラー＝ロス，川口正吉訳：死ぬ瞬間の対話，読売新聞社，1975，(272頁).
E・キューブラー＝ロス，川口正吉訳：続死ぬ瞬間，読売新聞社，1977，(288頁).
E・キューブラー＝ロス，鈴木晶訳：死ぬ瞬間——死とその過程について〈中公文庫〉，2001，(468頁).
ジーン・C・クイント，アンセルム・L・ストラウス，早坂泰次郎他訳：看護学生，学習課題，そして死にゆく患者たち（早坂泰次郎他訳：死の床にある患者たち——看護の視点から〈看護学翻訳論文集4〉，現代社，1982，(312頁)，p.199-212).
工藤信夫：援助者とカウンセリング〈心の援助シリーズ〉，いのちのことば社，1992，(459頁).
久保紘章：自立のための援助論——セルフ・ヘルプ・グループ，川島書店，1988，(230頁).
隈寛二：医療とカウンセリング，こころの科学，16：82-87，1987.
J・J・クラーク，若山浩訳：ユングを求めて——歴史的・哲学的探究，富士書店，1994，(320頁).
A・ゲラトゥリ著，O・サラーティ画，小林司訳：マンガ脳科学入門〈ブルーバックス〉，講談社，2001，(204頁).
H・H・ケリー，J・W・ティボー，黒川正流監訳：対人関係論，誠信書房，1995，(348頁).
トマス・ア・ケンピス，大沢章，呉茂一訳：キリストにならいて〈岩波文庫〉，岩波書店，1960，(280頁).
小出浩之：ラカンと精神分析の基本問題，弘文堂，1993，(264頁).
國分康孝：カウンセリング・ワークブック，誠信書房，1986，(272頁).

ミヒャエル・エンデ作・絵，大島かおり訳：モモ——時間どろぼうとぬすまれた時間を人間にとりかえしてくれた女の子のふしぎな物語〈岩波少年少女の本 37〉，岩波書店，1976，(326 頁)．
遠藤周作：遠藤周作のあたたかな医療を考える，読売新聞社，1986，(291 頁)．
遠藤周作，河野友信：ガンは告知すべきか否か，婦人公論，73(5)：82-89，1988.
遠藤順子：夫の宿題〈ＰＨＰ文庫〉，ＰＨＰ研究所，2000，(291 頁)．
Ｐ・Ｌ・エントラルゴ，榎本稔訳・解説：医者と患者，平凡社，1983，(236 頁)．
大段智亮：病気のなかの人間関係〈わたしの助力論〔正〕〉，医学書院，1974，(246 頁)．
大段智亮：医療心理学〈現代心理学シリーズ 10〉，朝倉書店，1975，(252 頁)．
大段智亮：看護のなかの人間（新装版），川島書店，1994，(274 頁)．
岡堂哲雄，坂田三允編：入院患者の心理と看護，中央法規出版，1987，(244 頁)．
岡堂哲雄，佐藤悦子編：結婚と離婚の間——夫と妻メンタルヘルス・エッセンス〈メンタルヘルス・エッセンスシリーズ５〉，日本文化科学社，1995，(208 頁)．
岡堂哲雄編：患者の心理〈現代のエスプリ別冊　ヒューマン・ケア心理学シリーズ〉，至文堂，2000，(280 頁)．
小川鼎三：医学の歴史〈中公新書 39〉，中央公論社，1964，(234 頁)．
荻野恒一：苦悩と不安の現象学，川島書店，1975，(256 頁)．
小此木啓吾，馬場謙一編：精神分析入門〈有斐閣新書〉，有斐閣，1977，(238 頁)．
小此木啓吾：対象喪失——悲しむということ〈中公新書 557〉，中央公論社，1979，(210 頁)．
尾崎新：対人援助の技法，誠信書房，1996，(224 頁)．
小野直広：こころの相談——カウンセリングを超える新技法：誰もが使える，短期療法での解決策，日総研出版，1995，(255 頁)．
Ｇ・Ｗ・オルポート，依田新ほか訳：心理学における人間，培風館，1977，(349 頁)．
Ｒ・オーンスタイン，Ｄ・ソーブル，鈴木賢英訳：心の治癒力，東京図書，1995，(312 頁)．
恩田彰：創造性教育の展開，恒星社厚生閣，1994，(318 頁)．
Ｔ・Ｗ・カイザー，Ｊ・Ｌ・カイザー，マインド・コントロール問題研究会訳，あやつられる心——破壊的カルトのマインド・コントロール戦略，福村出版，1995，(272 頁)．
笠原嘉：不安の病理〈岩波新書〉，岩波書店，1981，(224 頁)．
柏木哲夫編：ホスピスと末期ケア，現代のエスプリ，189，1983，(216 頁)．
柏木哲夫：愛する人の死を看取るとき——ホスピス・ケア 20 年の記録，ＰＨＰ研究所，1995，(251 頁)．
柏木哲夫：癒しのユーモア——いのちの輝きを支えるケア，三輪書店，2001，(229 頁)．
梶田叡一：自己意識の心理学 第２版〈UP 選書 208〉，東京大学出版会，1988，(250 頁)．
Ａ・カッツ，足達淑子訳：後悔せずに食べる本——強迫摂食の克服，二瓶社，1994，(128

潮選書〉，新潮社，1987，(256頁).
アーネスティン・ウィーデンバック，キャロライン・E・フォールズ，池田明子訳：コミュニケーション——効果的な看護を展開する鍵，日本看護協会出版会，1979，(172頁).
R・ウィリアムズ，V・ウィリアムズ，河野友信監修，岩坂彰訳：怒りのセルフコントロール，創元社，1995，(336頁).
K・ウィルバー，吉福伸逸訳：無境界——自己成長のセラピー論，平河出版社，1986，(302頁).
上地安昭：学校教師のカウンセリング基本訓練——先生と生徒のコミュニケーション入門，北大路書房，1990，(200頁).
J・W・ウォーデン，大学専任カウンセラー会訳，鳴澤實監訳：グリーフカウンセリング——悲しみを癒すためのハンドブック，川島書店，1993，(251頁).
宇佐晋一，木下勇作：続あるがままの世界——宗教と森田療法の接点，東方出版，1995，(182頁).
氏原寛，東山紘久編：幼児保育とカウンセリングマインド，ミネルヴァ書房，1995，(280頁).
氏原寛，東山紘久，村瀬孝雄，山中康裕編：カウンセラーのための104冊，創元社，1987，(250頁).
上野矗：話の聴ける看護婦になるために——対人・対話関係の技術，医学書院，1978，(218頁).
薄井坦子：看護の原点を求めて——よりよい看護への道，日本看護協会出版会，1987，(162頁).
現代社編集部編：科学的な看護実践とは何か〈薄井坦子教授講演集1〉，現代社，1982，(352頁).
内山喜久雄：心の健康——自己コントロールの科学，日本生産性本部，1979，(224頁).
内山喜久雄，神保信一，國分康孝他：カウンセリング今これから——理論・方法・技法を語る，誠信書房，1986，(248頁).
浦辺竹代：患者とともに——ある医療ケースワーカーの記録，ミネルヴァ書房，1972，(236頁).
リチャード・I・エヴァンス，犬田充訳：現代心理学入門（上・下）〈講談社学術文庫597・598〉，講談社，1983，(各544頁).
江川玟成：職場で役だつカウンセリング，チクマ秀版社，1980，(216頁).
江川玟成：悩みの治療カウンセリング〈職場で役立つカウンセリングpart1　チクマヒューマンブックス〉，千曲秀版社，1985，(216頁).
D・エルカインド，久米稔，三島正英，大木桃代訳：居場所のない若者たち——危機のティーンエイジャー，家政教育社，1994，(342頁).

参考文献

N・アイゼンバーグ，二宮克美，首藤敏元訳：思いやりのある子どもたち——向社会的行動の発達心理，北大路書房，1995，(222 頁).

愛知電話相談ネットワーク編：地域における電話相談活動の実態——東海３県の電話相談調査報告第１報，愛知電話相談ネットワーク，1994，(9 頁).

A・E・アイビイ，福原真知子他訳編：マイクロカウンセリング，川島書店，1985，(266 頁).

赤穂理絵，奥村茉莉子編：こころに寄り添う緩和ケア——病いと向きあう「いのち」の時間，新曜社，2008，(240 頁).

朝日新聞社「モダンメディシン」編集部編：生きる悩みを診る悩み——精神科診療日記，合同出版，1982，(256 頁).

パッチ・アダムス，モーリーン・マイランダー，新谷寿美香訳：パッチ・アダムスと夢の病院——患者のための真実の医療を探し求めて，主婦の友社，1999，(287 頁).

リチャード・アッピグナネッセイ文，オスカー・サラーティ絵，小林司訳：マンガフロイト入門——精神分析の創始者〈ブルーバックス〉，講談社，2007，(189 頁).

有馬式夫：牧会カウンセリング入門，新教出版社，1996，(222 頁).

C・アレン，小林司訳，異常心理の発見〈ちくま学芸文庫〉，筑摩書房，2006，(412 頁).

M・アンソニー，宮島磨訳：ユングをめぐる女性たち，青土社，1995，(220 頁).

池田光幸：傷ついた心への援助——カウンセリングの基本にあるもの，医学書院，1994，(185 頁).

石原文里：こころは生きている——ある看護婦とのカウンセリングプロセスに学ぶ，医学書院，1992，(252 頁).

伊東博：ニュー・カウンセリング——“からだ”にとどく新しいタイプのカウンセリング，誠信書房，1983，(408 頁).

稲村博：カウンセリングの基礎訓練——これからカウンセリングを始める人のために，誠信書房，1986，(334 頁).

井上宏：笑いの人間関係〈講談社現代新書 738〉，講談社，1984，(216 頁).

ムワリム・イマラ：我の発見と死（E・キューブラー＝ロス，川口正吉訳：続死ぬ瞬間，読売新聞社，1977，(288 頁)，p.247-277).

A・ヴァイプリンガー，入江良平，富山典彦訳：おとぎ話にみる愛とエロス——「いばら姫」の深層，新曜社，1995，(206 頁).

マジョリー・F・ヴァーガス，石丸正訳：非言語（ノンバーバル）コミュニケーション〈新

著者紹介

小林 司（こばやし　つかさ）

1929年　青森県弘前市に生まれる
1959年　東京大学大学院博士課程修了，医学博士
1959～1962年　フルブライト研究員として滞米
1981～1991年　上智大学カウンセリング研究所教授
現　在　メンタル・ヘルス国際情報センター所長，精神科医，作家
主な著訳書
『「生きがい」とは何か』（日本放送出版協会）1989，『英独仏ラ－和 精神医学・行動科学辞典』（共編，医学書院）1993，『愛とは何か』（日本放送出版協会）1997，『心の謎を解く150のキーワード』（講談社ブルーバックス）2000，『マンガ脳科学入門』（ゲラトゥリ＆サラーティ著，講談社ブルーバックス）2001，『カウンセリング大事典』（編，新曜社）2004，『フロイト最後の日記　1929 － 1939』（フロイト著，モルナール解説・注，日本教文社）2004，『異常心理の発見』（アレン著，ちくま学芸文庫）2006，『マンガフロイト入門』（アッピグナネッセイ文，サラーティ絵，講談社ブルーバックス）2007，『「なりたい自分」に変わる本』（PHP研究所）2008

桜井俊子（さくらい　としこ）

1952年　東京都に生まれる
1973年　聖母女子短期大学（看護学科）卒業
1973年～1980年　都立府中病院神経内科病棟勤務
1980年～　上智大学保健センター勤務
1995年　放送大学卒業
1998年　筑波大学大学院教育研究科カウンセリングコース修了，カウンセリング修士
現　在　上智大学学生局看護師
主な著書
『看護コミュニケーション――基礎知識と実際』（共編著，教育出版）2006

新曜社
看護・介護のための 心をかよわせる技術
「出会い」から緩和ケアまで

初版第1刷発行　2008年7月7日©

著　者　小林　司・桜井俊子

発行者　塩浦　暲

発行所　株式会社　新曜社
101-0051　東京都千代田区神田神保町2-10
電話（03）3264-4973（代）・FAX（03）3239-2958
e-mail：info@shin-yo-sha.co.jp
URL：http://www.shin-yo-sha.co.jp/

印　刷　長野印刷商工
製　本　難波製本
Printed in Japan

ISBN978-4-7885-1116-3　C1047